精神科医がうつ病になった

小松 順一

星和書店

A psychiatrist became depressed

by
Jun'ichi Komatsu, M.D, Ph.D.

うつ病を「心の風邪」などと言う、知ったかぶった知識人や専門の精神科医までがいるが、私の見解ではそれはごく軽症のうつ病であって、本当のうつ病は命をも奪いかねない深刻なものである。即ち軽症から重症まである。

私、橘進一はそのような重症のうつ病に罹患した。それまで挫折体験などなく絶対の自信をもって六〇年間生きてきた。自分はスーパーマンだと思っていて、どちらかというと直ぐに調子に乗る方であった。私は精神科の勤務医をしているが仕事にも間違いはないし、平穏な日々が続いていた。

＊

私は長野の田舎町諏訪市に生まれて育った。父は中学校の英語の教員で、病的なほどの自己愛型性格異常者だった。あたかも家の中はまるで収容所のようだった。父は全て自分のやり方を家族に強いる。自分の思い通りに行かないと、怒鳴り散らしたり怒って手を出してくる。幼いころの私に対しても容赦なくそのように扱った。母は気丈な人で家庭の主婦兼美容師として美容院を経営していた。しかし私に対しては全て父の言いなりで、少しも味方をしてくれなかった。いつも「進ちゃんが大きくなったらお父さんを負かしてしまいなさい」と言うだけだった。おまけに私は一人っ子であった。両親の希望は良くも悪くも全て私のみに向けられた。誰も味方をしてくれる家族はいなかったのである。私は遺尿（夜尿）が一〇歳頃までも続いた。自分でも誰にも知られたくないし、だれにも相談できないことであった。しかしそれは父の横暴の故に、眠っていて心が完全に解放されたときに遺尿という現象をもたらしていたものであることを、精神科医になって初めて知った。つまり私は眠っている時だけ何ものにもとらわれず自由を得ていたのである。言い方を変えれば私は一人だけになれた。私は生活の他の面では大人しく、少しも不祥なことをしないのにどうして遺尿なんかするのだろうと思っていた。私は両親のもとでは、反抗というものをしない実にいい子であった。

私には幼少時の記憶というものが欠如している。まるで覚えていない。五歳までは父親の勤めの関係で池袋、今の東京芸術劇場当たりにあったアパートに住んでいたというが如何なる場面をも覚えていない。写真が残っているだけである。小学校の四年頃からの薄い記憶しかないのである。それまでで覚えているのは、小学校入学式の日に乱暴者の同級生に顔を殴られたこと程度である。近所に同い年の可愛い女の子が住んでいた。その子とよく遊び家の庭でおまま事をし、将来結婚をする約束をした。子供心に本当にそう思っていたのである。ほとんど毎日遊んだ。その子は見た目も美少女でませていた。中学、高校と同じ学校に行っていたが、逆に段々と疎遠になっていった。私らのクラスには美人が多かったからかもしれない。

両親の思い出で良いものは何もない。両親は不仲であった。毎日のように喧嘩をし、母が殴られたり蹴ったりされて終わるのであった。それを見るのも嫌で、母をかばったこともあった。しかし父に突き飛ばされるだけであった。私は幼いころから家にいるのが苦痛だった。こんな家に生まれたことを呪って、家出の真似事をしたことがある。

小学校の四年からの記憶は比較的はっきりしている。大人しくて成績の良い子で、通知表に先生からの言葉があった。「普段は全く目立たない、挙手をしない、その他大勢のような子で、それでいてテストをすると成績が良い。」通知表は五段階評価の全て五だった。先生から見ると非常に特徴的な子供であったのだと思う。確かに今思い出すと私には覇気が全くなかったし競争意識もなかった。学級委員に立候補することもなかった。ただ音楽だけが好きで得意だった。それは中学校に入っても続いていった。中学二年頃から人並みに少し活発になった。クラスの生徒たちの選出で学級委員を務めることになったのである。折悪しく虫垂炎の手術を受けた。さすがに手術後は痛みがあって泣きが入ったが、一週間たって退院をした。翌日より登校をして学級委員の仕事をした。大きな声を出したり笑うたびに傷口が痛んだ。

そんな時に秋山君という東京からの転校生が入ってきた。彼は頭が良く活発でよく意見を出す積極的な優等生だった。この時から彼の影響を受けるようになって私も活発になっていったのである。秋山君は他の地区すなわち学区外に住んでいて列車通学をしており、所謂、越境入学である。父君の意向で少しでも町の中学校に行かせたかったそうである。彼は地元の中学の情報を得てきては、小林という秀才がいる、名取というやつも成績が良いなど私に告げるのであった。毎日そのようなことを聞かされ、私もさすがに刺激されて勉強をし、将来その面々と競争するのだと思うようになった。秋山君の言葉はいつも説得力があった。

高校に入学をした。学年は七組あったが、最初のルーム長は入学試験の成績がそれぞれのクラスでトップの者が学校から指名されるという制度になっていた。私も秋山君も後に述べる松原君もそれぞれのクラスのルーム長に指名された。しかし入学後は私の勉強ぶりは段々に堕落していった。その代り、課外活動に積極的になった。二年秋になり私は選挙で学友会（生徒会）の副会長になり、トレードマークとして日頃から鉢巻をしていた。周りには数少ない女生徒が必ず私の傍らにいた。女生徒は、多いクラスでも三人までで事実上は男子校であった。私はもてたのである。学校祭の準備に躍起になった。一週間前からは、家に帰らず学校に泊まるようになった。私の高校は、ちょっとした地方大学のような雰囲気があり、学友会の会館があって泊まることが可能な部室があった。学生の自治が完全に守られていたのである。私が入学する数年前に学友会館が全焼したことがあった。その原因は泊まり込んでいた生徒のタバコの火の不始末であった。このような問題があっても私は学生の自治が守られている方がはるかに素晴らしいことだと思った。

私は学友会の副会長として選出され、学校祭を主催する立場の人間になった。演劇部の練習を見た。演出の生徒は本職さながらの厳しさをもってやっていた。演技する方も演出家の指示によくついていって、素人の私でも緊張感を感じる舞台であった。それに対して英語劇の役者たちは、だれていて不真面目ですぐ「なんだっけ」など日本語を使うし笑いながらセリフを言う始末だった。私は当時コーラス部に入っていた。学校祭当日には近くの女子高からも大勢の女生徒が参加しフォークダンスをした。ファイアーストームがあり、大きな炎の周りでお互いに水を掛け合ったり、泥を掛け合ったりした。目に泥を一杯受けて保健室に行く生徒まで出た。二時間経って終わりに近づいても火の勢いはおさまらず、火を消すのに必死になった。夜は労音のアルバイトをした。月に一回か二回はジャズからクラシックまで色々なコンサートがある。その時に人手が必要となる。体育館への椅子出しや本番でスポットライトをあてたりした。とても楽しい仕事だった。

三年になった。私は球技が得意だったので卓球部、バスケット部、テニス部などに幽霊部員のように加わって余暇を過ごした。放送部にも出入りしてアナウンサーをやった。まことに楽しい日々だった。私はすっかり外交的になっていたのである。しかしその結果、二学期の中間試験の成績は最低になった。成績は二五七人中、二五五番になった。さすがに私も危機感を感じて勉強に向かうようになり、その結果最終のテストではやっと三〇番台になった。これならちゃんとした大学に合格できるだろうと思った。残されたわずかの日々で懸命に勉強した。生涯でこの時と大学の卒業試験が一番勉強をしたと思う。

大学は複数の大学の医学部を受けた。二月の末に先ずK大の医学部だった。三科目だけだったが一時間目を受けている時に、何とも言えない気分の悪さとめまい、吐き気がして、体が震えた。一時間目を終えてトイレに行って鏡を見たら顔面が蒼白だった。脳貧血を起こしていたのである。K大は良い大学で私には本命であったが、もはや試験が受けられる状態ではないと考えてそのまま諦めて帰宅した。緊張の極致を味わったのである。しかしこれが結果的に良い経験になった。次に、やがて入ることになった東京の恵生医科大学を受験したが、この時は極めてリラックスして答案を書けるようになっていた。結果合格した。その後も幾つかの大学を受けたが、結局恵生医科大学に行くことにした。浪人するのは嫌だった。何故なら、一時でも早く家を出たかったからである。年間六〇万の授業料は私立大学にしては安かった。それほど大きな負担にはならないと思った。

大学に入ってからは、同郷の出身大学生が入る学生寮に入った。長成館という安い寮だった。高校の時の先輩や同年生がいた。ここでも学生の自治を重んじ自主運営をしていた。賄いをしてくれている夫妻の給料も学生の会議で決めるのである。麻雀や花札、パチンコを覚えた。清一色が好きでそればかりをした。学校にも行かずにパチンコをやった。工学部の先輩の指導もあって負けないようにはなった。賞品を持って帰り、皆にあげた。少しも勉強をせず酒も覚えた。自分自身は酒に弱いと思っていたが、意外に強いのであることを発見した。飲んだくれた者の介抱の仕方も習得した。そのような中で秋に御柱祭りが行われた。七年毎の習わしとして地域にも密着していて、仙川の町の人々が総出で参加し御柱の縄を引っ張ってくれた。日本酒を始めとして色々な寄付もあった。御柱は四本ではなく一本だけであるが電柱ほどの太さで立派に立った。諏訪人は案外神がかったこと、縁起に弱い。近隣の寮の大学生とのソフトボール大会もあった。私はピッチャーとして七回一〇奪三振をした。それで表彰されて、即席ラーメンを一個もらった。それが非常に嬉しかった。

大学の方は朝起きるのが遅く遅刻ばかりをしていた。ある日、着替えるのが面倒になりパジャマに学フンを着て行ったら同級生に「お前、まさかパジャマを着てるんじゃないよな」と言われた。首からパジャマがはみ出ていたのである。劣等生でもいいから、留年だけはするまいと思い、そしてその通りになった。多分、毎学年最下位で上がってきたものだと思う。夏休みには毎年、農機を作る工場でアルバイトをした。やった仕事は鉄板と鉄板をくっ付ける電気溶接をした。

しかし最初の医学進学課程の二年間というのは一般教養なので面白くはなかった。専門課程に行って、白衣を着て初めて医学部に来たという気になった。白衣の看護師や、医師や、パジャマの患者が行き交っている。救急車もひっきりなしに来る。

解剖学の時間は最初は恐ろしかった。一週間というものは寿司や焼き肉なんぞは食えたものではなかった。でもすぐに慣れた。筋肉生理学の権威で文化勲章をもらった名取教授の講義は面白かった。生化学は何やら構造式ばっかり出てきて、有機化学を教わっているように思えた。薬理学の教授の講義は、副腎皮質ステロイドの話でさすがに権威ある大先生の講義だと思った。病理学は病の原因を探る探偵のようなものだと感じた。ショックで亡くなった患者さんの腎臓は蒼白だった。解剖学の試験は、腕の正中神経などの主要な神経ではなく、陰の方の糸より細い神経を問題にしてくるので困った。衛生学では、病的な赤血球を蛍光顕微鏡で見た。私は学生の分際で授業以外に衛生学教室に医局員のように出入りした。また内科の実習で、胆石を触診したことに感激した。はっきりと胆嚢の外観が手にわかるのである。悪性黒色腫の患者さんの腹部に黒い色素沈着があるのには驚いた。眼科の実習で患者の結膜を縫合するのに細か過ぎて手が震えた。整形外科はノミやハンマー、ボルト、鋸などが出てきてまるで大工のような科だと思った。小児科では新生児を立たせて体を押すと、歩く動作をする反射を見た。不思議な発見だった。精神科の実習では、十二月に患者さんたちがそれぞれ役割を分担してクリスマスパーティを行っていた。看護師の出し物は、化粧をしてかすりの浴衣を着てざるを持って踊る本格的なものだった。医者の出し物はジェスチャーゲームだった。司会進行の旨さもあって意外なほど盛り上がった。耳鼻科ではアレルギーのある患者に、ビディアン神経という神経を遮断するために脳直下の手術をしていた。外科で胃潰瘍の手術のために腹壁前面に大きな切開をしていた。産婦人科の実習では泊まり込みで分娩の現場に立ち会って、本当に厳かなものだと感じた。このように各科の授業はまことに新鮮なものだった。

当時、インターン制度廃止に向かって医療界は進んでいた。インターン制度は私たちの卒業後の進み方を自由にさせなかった。私は新聞会という前進的な部活動に加わっていたので白衣を着て一丁前にインターン制度反対のデモ行進に参加した。たかが医学生がデモをしたってかわいいものだと思うのだが、学生会館にこともあろうに催涙弾が投げ込まれ、一週間は立ち入りできなかったのである。次のデモ行進では角材(所謂ゲバ棒)を何本集めるかなどが新聞会で審議された。それを見て私は怖くなり、新聞会を離れたのである。後になって結局は世論の後押しもありインターン制度は廃止されて今のような研修医制度となった。

学部五年になって我々の学年が学校祭を主催することになった。また私の出番が来たのである。学校祭組織の中で私は渉外部長に就任した。最高責任者である実行委員長が決まってはいたが彼は少しも活動をしなかった。部室へも来なかった。そのために私が全てにわたって采配を振るうことになった。各クラブの出し物、落語、コンサート、運動部の競技会、ホテルオークラでのダンスパーティ、映画「ミクロの決死圏」の上映などなど、一学年一〇〇人の少人数の大学としては大々的にやったものである。更にこの年から学園祭は付属の看護専門学校と共催で行われることになった。準備の三ヵ月間は実に充実したものとなった。印刷した奇麗なポスターが一部三〇〇円もすることを知り、代議士の選挙のポスターでもこれほど高いものなのかなと思った。学校祭はとっても良い思い出になり、あたかも自分一人でやったかのように感じた。

一〇〇人のクラスは各実習班に分かれる。アイウエオ順に班は分れているので、入学から卒業まで実習班のメンバーはほとんど変わることはない。班内ではいつもお互いを補い合い、切磋琢磨したものである。その中に後に述べる栗山君がいたのである。

卒業試験は一ヵ月半をかけて行われる。内科だけで六つの講座がある。全部を数えると四八科目であった。到底できるものではないと感じるが、それでも試験に挑まなければいけないのである。明日に、整形外科の試験だとすると、前夜に整形外科の医学書を一冊読む。一冊といっても分厚い本である。絶体絶命だと思っても、睡眠時間を減らしながら、それでも一冊を読み切ってしまうのである。二週間終えたところで、もはやこれまでと思って勉強をしないで夜中眠った。そんな毎日を一ヵ月半続ける。医者になるには強靱な気力と体力と精神力がなければなれない。それを試されているように思った。不思議なことに私には追試や再試はなかった。かくして卒業試験は終わった。丸二日間横になって充分休養をした。それに比べれば国家試験などはたやすいものだった。素直な問題ばかりでひっかけ問題はほとんどない。国家試験の試験官には母校の教官は当たらない。しかし口頭試問はたまたま一回講義に来た客員の先生だった。とても易しい質問だった。運も味方してくれたのだと思う。国家試験には合格し無事医師免許を受けた。

医学部を卒業して、私は精神医学講座に入局した。私自身が精神の病に親和性があると思ったからかもしれない。それと精神医学を志したのは臨床医学の中では最も文系に近いと思ったからである。しかしその思いは立ちどころに打ち砕かれた。私よりはるかに文系の知識を持った医局員が多数いたのである。私は脳科学を選ぶことにし、実験の毎日が始まった。動物実験である。私はラットに薬剤を注入し、動物小屋と研究室を白衣のポケットにラットを入れて運んでは可愛がった。しかし動物実験は残酷なものだった。実験期間が過ぎるとラットの首を断たなければならない。ラットが悲鳴を上げる中でそれは行われた。私はその実験の終了を以って二度と動物実験をしなくなった。

脳波を研究することにした。これなら心を痛めることがないし、脳科学にも近い。先輩の研究を手伝う傍ら、ポリグラフを学んだ。ポリグラフとはウソ発見器を大掛かりにしたようなもので、脳波、筋電図、眼球運動、心電図、脈拍、呼吸、深部体温などを同時に計る。それにより、脳の動態を見ていくものである。これは私に大いなる興味をもたらした。最終的にはこのポリグラフを以って学位論文を書かせしめたのである。

精神科の患者は精神科医から見れば、とてもかわいい存在である。正直で自分を偽らない。私は病棟でも患者、職員に人気あるスタッフになっていた。バレンタインチョコレートが最も多い年で三六個きた。

後日、私が入局した当時の教授で定年退任した先生に家に招待された。六五歳を過ぎてもまだテニスの腕は達者な先生だった。でも六ゲーム先取で挑まれてやってみたら、私のストレート勝ちであった。私は小さなショットとかパッシングのような姑息なことをせず、全てグランドストロークをした。負けず嫌いの元教授はとても悔しがった。以前に私が書いた作曲家G・マーラーの論文について全くノイエス（新しいところ）はないと言いきったこの教授は、専門の人に読んでもらったら、とても斬新な論文であることが分かったとのことを、言い訳のように言った。もしかしたら、それが言いたくてわざわざ家にまで呼んだのかもしれない。

年が経つにつれて私にも指導医としての責任が加わった。ポリグラフは人気が高かった。多くの若手の医師を指導した。三一歳の時新設された国立南北医科大学の医局長兼講師として精神科の立ち上げに加わった。病棟医長も兼務した。大学は病院も大学部分も青写真すらなかった。私に設計が任された。病棟部分と外来部分があってどのようにも設計できるもので実にやりがいがあった。まるで白いキャンバスに筆を入れるようなものである。外来診療では全科一緒のカルテが使われる。従って精神科にかかっていて内科もかかっている患者のカルテは一冊二科の記載になる。精神科も内科も同一のカルテに所見が記載されるのである。そればかりか中央検査部や薬局への処方箋も運ばれるのである。オートメーション化され、廊下の天井のレールをカルテ入れの籠が走るのは確かに合理的であったが、却って時間がかかったり、すぐにカルテの修正をするのにはいちいち戻さなければならないしひどく不便であった。外来のスペースは診察室をできるだけ多くし、第一診察室は広くした。実習生が教授や助教授の診察を見学できるためである。マジックミラーを隔てて隣室でも見学できるようにした。また天井にビデオカメラを設置して、これでも臨床実習ができるようにし、併せてビデオも撮れるようにした。また外待合いをやめてすべての患者を中待合いができるようにした。患者のプライバシーを配慮したからである。

病棟部分は大部屋はできるだけ少なくして、個室や二人部屋を多くしてなるべくプライバシーが保たれるようにした。内科病棟が隣接してあったので、近い病室には落ち着いた患者を入れるようにした。しかしラジオ体操などは、内科病棟にも響いたように思う。それでも実際の苦情はまったくなかった。病棟内に医師当直室があって居住性が良いようにしたが、閉鎖病棟の中にあったので、不眠などの患者がじかに来てしまうために閉口した。どの精神科疾患でも入院できるようにしたが、医師と女性看護師がいるだけなので興奮や不穏の患者は入院させず、近隣の精神科病院を紹介することにした。

このようにして南北医大の精神科は開設された。しかし間もなく障害が起きた。夜、大男の患者が当直室に乱入したのである。その日の当直医はたまたま私であった。中から鍵をかけるのを忘れていたのである。興奮する風でもなく、ただ出て行かなかったその患者であるが、安全のために翌日には関連病院に送られていった。

大学設立のために、事務方も真剣だった。教授に言われて些細な催促をした。それは外来のカーテンが少ないという極めて末梢的なものだった。事務員は言った。「すぐに手配しますが、私たちも大学設立のために懸命に努力しているんです。」頭が上がらなかった。その通りだと思った。単に末梢的なクレームをつけた教授の我儘だと思った。看護師も各関係者も頑張っていた。そのような中で私も地道に設立のための仕事をこなしていった。入院患者のレクレーションが必要になった。キャンパス内にはグランドとテニスコートがあり、テニスを取り入れたかった。しかしそれらは学生の体育の授業のためのものだった。従って患者のレクには使えないとのことだった。しかし粘ったら目的外使用の申請があれば可能とのことになり、申請をした。その結果、学生が使わない日に入院患者はテニスやキャッチボール、ドッジボールなどができるようになった。

教授は月に二回程度しか大学には来なかった。もっぱら足は東京に向いているようだった。そのために私は教授会にまで代理で出席した。並み居る有名で実力のある先生方である。私は意見も要望も言うことはできず、聞かれたことに答えるのみだった。講義が始まると流石に教授は週一日だけ来た。それ以外には全て私に任せきりであった。教授は母校恵生医大の次期教授になることを狙っていたのだ。私はばかばかしさを感じるようになった。自分一人だけが飛ばされてなぜこんな使命を果たさなければならないのか、と。南北医大を辞するという考えに至った。私と教授の間を取り持ってくれたのが助教授であった。彼は人格者だったがやはり彼も月に二回くらいしか大学には来なかった。懸命に私に我慢してくれないかと、説得された。教授も「お前の明るい雰囲気がとてもみんなを和ませるんだよ」と言った。しかし私の考えは変わらなかった。結果、私は南北医大を辞することになった。即ち一年で辞職し再び恵生医科大学に戻ったのである。

入局して数年が経った。私は論文は多かったが、学位論文を書いていなかった。ある日、主任教授より電話があった。こういうものはキャリアの順に取っていただかないと困るという内容だった。私の考えは間違っていた。いつでも学位論文など書けると思っていたのだ。私はそれまで書いた論文のエキスを纏めて、学位論文を書いた。書くのに一カ月を要さなかった。ポリグラフの論文は図表が多い。本文は原稿用紙たった一六枚の極めて短いものだったが、図表が圧倒的に原稿の大半を占めた。このような短い論文は他に例を見ない。医学博士の称号を得るのは容易であった。

ここで森田療法について言及する。森田療法とは大正時代に森田正馬《まさたけ》が、自分の体験に基づいて編み出した生活療法で、神経症例えば不潔恐怖症、強迫神経症、縁起恐怖症、対人恐怖症などへの優れた治療法である。森田は自身の体験から新しい治療法を確立した。それはあるがままを受け入れてその上さらにより良い生活を切り開いていく、という思想をもったものである。その為には治療を四期に分けて段階的に社会適応を果たすのである。第一期は絶対臥褥期、第二期を軽作業期、第三期は重作業期、第四期を社会復帰期とする。それぞれの期間は一～三週である。

森田療法で最も特徴的なのは第一期の絶対臥褥期である。ひたすら横臥していなければいけない。部屋を出るのはトイレと洗面だけである。何をやっても許されない極度の行動制限、感覚遮断である。この絶対臥褥期は、安静期、煩悶期、無聊期（退屈期）の段階がある。これにより「生の欲望」が熟成され、次の軽作業期への導入を促すというものである。絶対臥褥期には一日の大半を眠って実際に終日布団に安静する。蝿が一匹迷い込んだだけで嬉しいという。人間は何もやることがないと睡眠に逃げる。即ち、絶対臥褥の始めの三日位に寝貯めをしてしまうのである。その結果いよいよ眠ることができなくってからは自分が陥ってしまった過去の生活史を嘆き症状を否定しようとする煩悶期が生まれ、煩悶した後には顕著な不眠が現れ、早く起床したい体を動かして働きたいという、無聊期が訪れるものとする。即ち「生の欲望」の覚醒である。絶対臥褥期からあけて軽作業気になっても、それでもなお体をフルに動かさない。やはり制限がなされる。これらの経過の末に重作業期、社会と接点を持つ社会復帰期が訪れるのである。しかし二期以降は森田特有のものではない。生活療法である。特徴的なのはやはり第一期の絶対臥褥期である。

これについては、古くから前半の過剰睡眠、後半の不眠が無聊期へと導くと考えられてきた。患者の日記でも同様の記載が多い。しかしデータとして睡眠の動態を客観的に観察したものはなかった。私は初めてポリグラフを用いて実証した（図1）。第

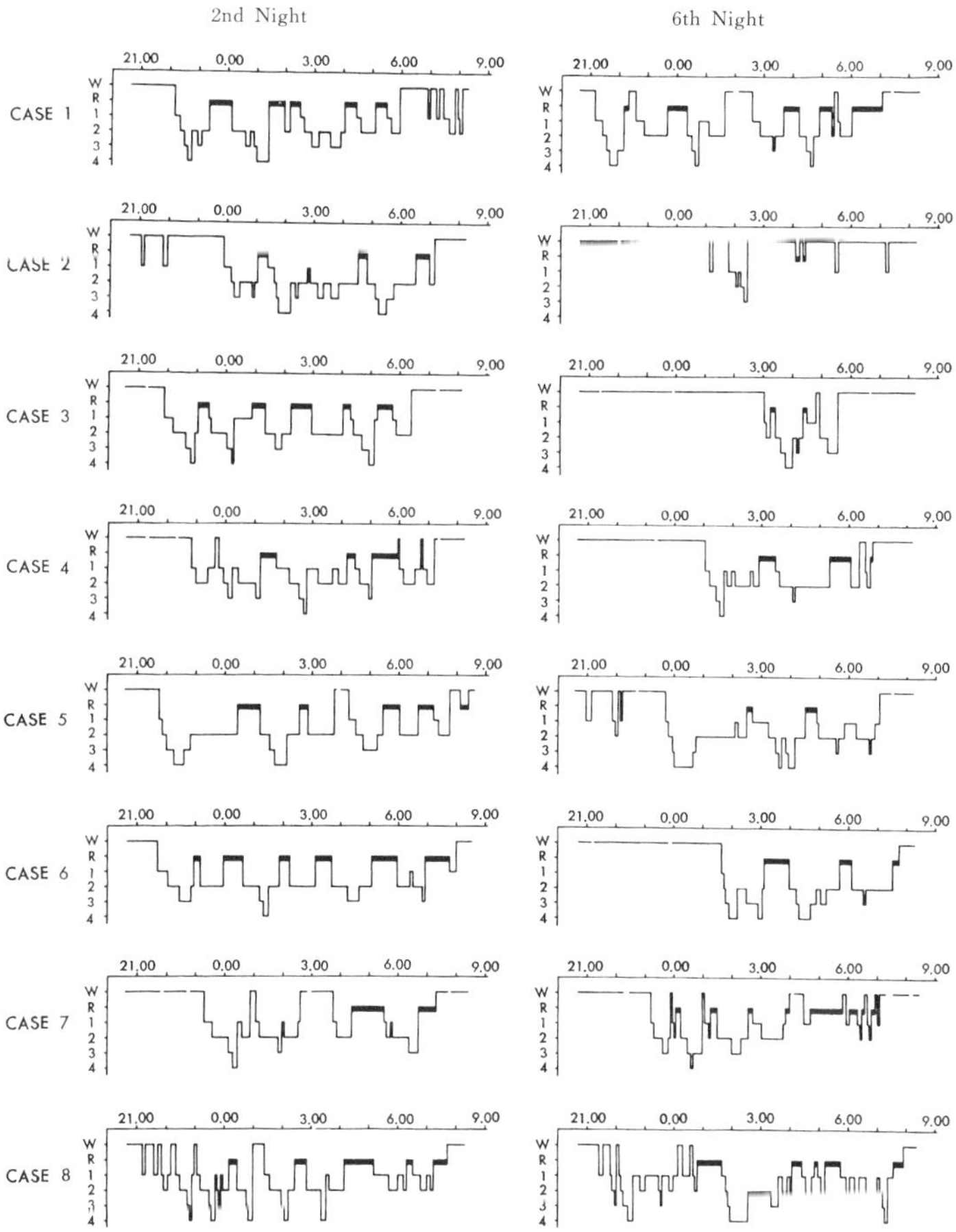
2nd Night
6th Night
21.00
0.00
3.00
6.00
9.00
W
R
1
2
3
4
CASE 1
CASE 2
CASE 3
CASE 4
CASE 5
CASE 6
CASE 7
CASE 8

図1

二夜と第六夜の睡眠記録である。第二夜は睡眠が十分であるが、第六夜は明らかに睡眠時間の短縮が見られる。共同研究者の豊川は臥褥中の体温リズムに着目して、それを最小自乗法による三次曲線に近似させ、臥褥中の患者が如何なる精神状態にあっても体温リズムは変化せず、保守的なものであることを実証した。このように色々な角度から科学的な研究が幾らでもできる。つまり森田療法は科学的研究の宝庫である。脳科学的接近が可能であり、それにより治療の裏付けが示される。このような精神生理学的研究は無く、今まで言われてきたことを、科学的に裏付けしたのである。しかし、我々の研究の後にも先にも、森田療法に関するこのような脳科学的研究はないのである。

＊

三五歳に全日航空の常勤産業医になった。これはその年の二月に起きた機長の誤操作（逆噴射）による羽田沖事故に対して、運輸大臣の勧告に基づき、全日航空の社長の依頼を受けて学長命で派遣されたものである。一般的な教授命令ではない。それまでの非常勤医でなく、常勤の精神科医を配置せよというものである。五月のことだった。格納庫にまだＤＣ８機の残骸が残るなか私は羽田の全日航空のオペレーションセンターに配属された。そこには運航乗員健康管理部があった。主たる業務の対象は運航乗員（コクピットクルー）に限られるので、相手は野郎だけだった。客室乗員は別に客室乗員健康管理部が管理するので、私はやや不本意であった。しかし人事のことなので致し方がない。航空身体検査がある日は初めのうちはいささか緊張した。しかし男性だけが相手というのもそれはそれでお互いさっぱりとしていて、悪くはなかった。しかし性格の偏った者もいた。「私は精神病です」と言う副操縦士がいた。「そうですか、じゃあ乗務させる訳にはいきませんね」と言い、所定のカルテに書こうとしたら「ちょっと待ってください、冗談です」と言うのである。もう二度とそんなつまらない冗談を言わないように厳しく説諭した。講演会も何回もやった。いつも話題に上るのは国際線の時差の問題だった。各人各様に色々な努力をしていることが分かった。ある者は数日前から行先の国の時間帯に合わせて一日を過ごしたりする者がいたり、出先で眠りたいときに眠るという者もいれば、眠れなければ眠れるまで待つという者がいた。概して、時差に対して気にしない者が、より健康的であるという感想を得た。すなわち、神経質な乗員ほど色々な時差対策をしている。

産業医の使命は、対象者が働いている現場を見なければならないことである。即ち、国内線でも国際線でも、定期的にコックピットに乗らなくてはならないのである。私は大の飛行機嫌いである。それまでどうしても飛行機に乗らなくてはならない時は、びっしょりと手に汗を握るのだった。その私が一週間に一回くらい定期的に乗務することになった。困ったが、私はタクシーに乗る時にも座席の中央に座る。前が見えないと嫌なのである。飛行機も同じであった。客席に乗ると手に汗するものが、コックピットに乗ると前が見えるものだから、案外安心できることを発見した。

色々な訓練にも立ち会った。荏原にある訓練センターには、一台六億円のフライトシミュレーターが何台も並んでいた。シミュレーターは三六〇度の景色が仕組まれており、世界中の各空港の外観が見られるものだった。操縦士はそれを巧みに操り、離陸させ着陸をするのであった。飛行機火災の際の煙まで用意されていた。私もシミュレーターをやらせてもらった。ゲームセンターでは高得点をたたき出す私であったが、機体がゆっくり動き出して滑走路にアプローチするだけの間に格納庫に衝突してしまうのである。何回やっても同じである。着陸の場面をやらせてもらった時も機体はターミナルビルに激突するのであった。それを操縦士たちはいとも簡単にやってのけるである。やはりプロは頼りになると思った。車の運転とは違う。

モックアップという、飛行機の実物大の模型を用いて、非常時の脱出訓練をするのを見た。客室乗員が水着で次々と機体からプールに飛び込むのである。やはり、私は客室担当の方が良かったとつくづく思った。タッチアンドゴーという訓練があった。着陸する時にもう滑走路の残りが足りなくなって停止できない時や、強風などで機体の姿勢が保てない時に、一旦着地しておいて再び離陸することである。沖縄の下地島というところで行われた。これを二〇回一クールで半日をかけて行うのである。もはや私は飛行機に慣れてきていて、やけくそで無人の広い客室の中を跳び回っていた。

また、こんな恐ろしい体験もした。乗務員の実機を用いての訓練である。DC10という飛行機は両翼に一つずつ、尾部に一つ合計三つのエンジンがある。飛びながらトレーナーとなる教官機長が、スロットルを隠して右翼と尾部のエンジンを切ってしまったのである。つまり飛行機は左翼にあるたった一つのエンジンだけで飛ばなくてはならない。スロットルを隠しているのでどのエンジンがトラブルを起こしたかわからない状態で対処するのである。操縦士たちは計器を見るだけでてきぱきと行動をした。その結果、機は何事もなかったようにピクリともせず飛び続けたのである。話には聞いていたけれど本当にエンジン一つだけで飛行機というものは飛ぶということをまざまざとこの目でしっかり見た。

ジャンボ機一機が当時約二〇〇億円である。自衛隊の戦闘機一機と同じぐらいである。即ち飛行機というのははどちらもコンピューターの集合体であり、高いものである。器の大小はそんなに関係ない。

海外出張も頻回に行なった。私は全部アメリカへの出張でヨーロッパへは行かなかった。私にとっては少しでも短い距離であることが最優先であった。アンカレッジのホテルに泊まったことがある。気温はマイナス三七度だった。ホテルの五〇メートルばかり先に日本のラーメン屋があった。そこにたどり着くために外に出るとたちどころに、目と鼻、口唇がぱりっと凍った。短い距離をやっとのことでたどり着いたものである。ラーメンは日本のようにとても美味しかった。その日東京は記録的な大雪で、成田からの後続便が来ないとのことになった。つまり私が次に乗るはずだった飛行機が来ないのである。一泊の予定が延びてしまった。昼間から酒でも飲むしかなかった。日本ではとっても高いロイヤルサルートやベルなどのウイスキーを飲んだ。ビデオをわんさか借りてきて片っ端から見た。「エマニエル夫人」をノーカットで見た。確かに画面は美しい。しかし残念ながら日本語のスーパーは出ない。どの映画もただただ画面を見るだけなのですぐに飽きた。二泊した後、後続便が来たのでサンフランシスコに飛んだ。その機の中でアラスカの氷河やマッキンレーの美しい姿を見た。やっとサンフランシスコに着いて、私はようやく安心した。

その翌週にはバンコックに飛んだ。暴走族のような爆音を響かせてバイクが群れをなして走っていた。聞いていたより治安は良くないと思った。バンコックの気温は三七度であった。つまり先週マイナス三七度の世界に行って、今度はプラス三七度である。高低差七四度の違いがある。ただ外に出るだけで蒸し風呂のような暑さであった。歓楽街にも行った。歓楽街の方が治安が良かった。タイではトップと言われるデュシタニホテルに泊まった。夜はパーティがあって、きれいな人たちが集まっていた。この中にはニューハーフもいるんだろうなと思った。

ところで飛行機は操縦桿を右にきると直ちに右旋回を始めるのではない。およそ数秒ないし一〇秒で、機体を斜めにしてやっとおもむろにゆっくり旋回を始めるのである。陸上を走る自動車は左にハンドルを回せば，たちどころに左に曲がる。地面に接しているからである。飛行機は勝手が違う。空気の中に浮いているからである。つまり、車は二次元的な地面の上を線として動くものである。しかし飛行機は空中にあって、三次元で動く。これも体験してみて初めて実感したことである。

ハワイには三回行った。そのうち一回は日帰りだった。病欠だった機長が復帰するのでその訓練に同行したのである。つまり夜の便でホノルルに朝着き、泊まることなしにまた夜行便で帰国したのである。ティキ（ハワイの神様）グッズを沢山買ってきた。もうこの頃には飛行機嫌いはなくなっていた。そんなことを言ってはいられなかったのである。

怖い怖いと言いながら羽田や成田を往復した。私は何かの立ち上げに際して起用されることが多かった。二年で精神科産業医としての基礎を築いてまた大学に戻った。

このように全てがうまくいっていた。医学生の講義は、脳波、ポリグラフとCTを担当した。やはり私の躁的性格の部分が半生を支配していたと思う。確かに何をやっても順風満帆だった。

私は四七歳まで講師として大学に残っていたが、もう出世の道はないし、忙しいのが負担と考えるようになって、大学を辞し民間の精神科病院に移った。最初の病院は中程度の精神科病院であった。しかし水に合わず二度病院を変えた。

二〇〇七年に六〇歳になり自分の還暦祝いをしようと考えた。テニスの仲間が勧んで役割分担をしてくれた。場所は北新宿プリンスホテルの宴会場で約五〇名が出席した。女性はそれぞれ色とりどりの衣装を着ていた。ホステスとして家内も華やかなドレスを着た。色々な病院の院長や婦長、パラメディカルなどが参加した。恵生医大の理事長兼学長の栗山君も参加して頂き祝辞を賜った。彼に、この会も本当は自分で考えたんだろうと言われた。その通り、ほとんど自分でプロデュースしたものである。思えばこの時が人生の中で最も光を放っていた時期だと思う。還暦の前と後では精神生活が全然違うことになるのだった。

四月には東京消防庁の嘱託医になった。それまでは庁は内科医のみで精神科の医師を置いていなかった。ここでも立ち上げをすることになったのである。丸の内の本庁勤務である。週一回であるが、ここでも新体験をした。各消防署を回って講演も何回もやった。全部の消防署を回るわけにはいかないが、どこでも装備してある物は一緒であった。消防士は酸素ボンベを背負っている。その他にも耐熱服など、すべてを装備するとニ〇キログラムにもなるのである。一回だけ私も身に着けてみた。階段を上がるどころか平地を歩くだけでも大変な思いをする。消防士が出動することを出場という。確かに彼らは火事の現場に飛び込んでいく。出場の方がドラマティックでそれらしい。本庁に勤める隊員は、遠くは山梨県塩山市、千葉県の千葉市、神奈川県の平塚市などからも通ってくるという。あまり消防署の地域と距離的に長短関係ないところから来ているのである。遠方から来る者は出勤するだけでも大変なのだ。

消防署には消防以外にもう一つの業務として救急部門がある。こちらの方は装備はそれほど大変なものではないが、出場回数が頻回である。急病人や怪我人など色々なケースがある。病院に搬送するまで、平均でも数ヵ所の病院を当たるという。最近ではドクターヘリやドクターカーなどが配備され始めたが、一昔前は病院を当たるのが大変な仕事であったらしい。いや現在も大変であることには変わりはない。大腿骨を骨折したケースに立ち会った。整形外科医が少ないことを実感した。およそ二〇分、一〇ヵ所以上を当たってやっと受け入れる病院を見つけた。こんなことは日常茶飯事であるらしい。産婦人科も今や単科の病院はほとんど受け付けないとのことである。

笹塚に訓練センターがあってロープを伝って別の建物にたどり着く訓練を行っていた。到底常人にはできない技である。消防庁の人とはゴルフもやった。皆すごく上手なのである。彼らほどの体力と運動神経を持ってしたら、ゴルフなんて易しいものなのだなーと思った。

ある躁うつ病の隊員がいた。躁状態の時には健康管理室に来ると、大声でスタッフを怒鳴った。それでも私の言うことには従った。聞けば千葉から本庁までバイクで三〇分で来たと言う。「どうしてそんなに飛ばすんだ」と問うと「一五〇キロ以上を出す時は、自分はもう死んでもいいと思って出しているんです」と答えた。入院した方が良いと言っても、反抗する。家族を集めるよう言った。翌週、家族と共に彼は来た。家族も持て余し気味で、入院をすぐに同意した。複数の家族同伴で彼は千葉の房総精神科病院に入院した。しかし驚いたことに彼は上肢を拘束されたまま、あの重いベッドを背中にしょって歩き始めたという。消防隊員はさすがに、体は本当に鍛えられている。別の六〇歳近い隊員がペニスの癌になり、妻は面倒なことが無くなって喜んでいると話した。私は何も言えなかった。

＊

最後に就任したのが総合病院の精神科であった。私は副院長として働いていた。この病院で私を狂わす事態が生まれたのである。

それは私が六〇歳を超えたある日のこと、一組のクレーマーにより事件は始まった。私は病床数四〇〇余の大病院である東野病院の副院長だった。その病院附属の特別養護老人ホームで、二〇〇八年一一月に七五歳の認知症の男性入居者が肺炎になった。元々は温和な人でにこにこと挨拶もできるし目立った問題もなかったが、日毎に重症化していきホームでは専門治療が困難なために、病院の内科病棟に移された。しかしその日の夜に、環境の変化のためか意外にも立ち上がり暴れだし大声を出して、内科一般病棟では安静が保てず危険となり管理不能となった。その為、精神科の合併症病棟に移動した。精神科合併症病棟とは、精神症状のある患者が、身体疾患を合併した際に使用する病棟のことである。

内科医の治療が行われた。その治療は私が見る限りでも、適正なものであった。しかしその甲斐もなく肺炎は悪化し、患者は五日後には帰らぬ人となった。

一二月に家族と病院側との、話し合いが行われた。家族は長女夫婦と次女が出席し、録音をした。病院側は私、内科医、看護師長、マネージメントを担当するケースワーカーが出席した。その席上、家族は患者を合併症病棟に移したことと、内科医による治療が適切であったかどうかを問題にした。内科一般病棟に居たままがよかったとも述べた。私は合併症病棟に移したことは、患者の命を守る上では止むを得なかったことで、さもなければ患者自身が危険な上に管理困難なために、退院とせざるを得ない状況であったことを説明した。即ち例え他院に紹介しても、お宅のところは合併症病棟があるじゃないですかと断られるのがおちで、引き取ってくれる病院などあるはずがない。内科医は治療の経過を報告した。しかし、家族は引き下がらなかった。二時間余りの話し合いの結果、年明けに再度話し合いがもたれることで、その会は終了した。

患者が病棟を移ったことの経緯について私が精神科医としてのレポートを書き、治療の経過について内科医が書くことになった。私はレポートをすぐに作成したが、内科医のレポートは、彼の経験が浅いこともあって、内容に纏まりがなく説明か一貫していないので書き直さなくてはならなかった。私と内科医とは互いの忙しさもあって、顔を合わせる機会がなかった。そこで私のレポートを参考にしてもらうために、ケースワーカー村井に渡した。それがすぐに内科医に渡ればよかったのだが、彼女はそれをしなかったのである。仕事納めの日に、私は問いただした。すると村井は「忘れていました」と答えた。とんでもないことをしてくれたものだと思った。

結局、年内中に内科医によるレポートは作成されないで過ぎてしまった。私は心に大きな不安を抱えたままの状態で年を過ごすことになった。新年を少しも平穏な気持ちで迎えることはできなかったのである。

二〇〇九年一月に入り二回目の話し合いがもたれた。そこでも両者の見解は平行線のままだった。私は家族に訊いた。

「内科の先生の治療については、まったく感謝をしていないのですか」

次女が答えた。

「感謝などしておりません」

私は信じられない気持ちになった。まったく理性がなく感情的以外のなにものでもない。

しかし会の終わりに、私のレポートと内科医のレポートが相手側に渡された。その結果が功を奏してか、その後家族からの話し合いの要請はなくなった。もちろん感謝もなかったが、これで一応の決着がついたのである。

＊

結果的に疑心暗鬼の年末年始を過ごしたことによって、私の精神状態は不調に陥った。一月一〇日の手帳に「聴覚過敏」、「最悪の状態」と記載されている。人の話し声、テレビの音、雨の音さえも耳に響いて悩まされた。気持ちが落ち込んで、いらいら、不安焦燥が私を苛んだ。これが私のうつ病の始まりである。

食欲がなくなって、体重が四キロ減少した。家内が言った。

「どうして食べないの？」

「ああ、あまり喉を通らないんだ」

「何か病院でいやなことでもあったの？」

「いや、別にそういうことはない」

家内にあまり話したくはなかった。ことが終わったにもかかわらず、自分が不調であることをなんとなく知られたくなかった。自分の見栄がそうさせたのである。

それでも勤務は支障なく続けた。好きなコンサートにも行った。東京芸術劇場で「ラプソディインブルー」と「ウェストサイドストーリー・シンフォニックダンス」を、聴いて楽しめた。新たに病院の職員で構成される野球のチームが結成されることになった。野球部の顧問になり、時間があれば練習にも参加した。

しかし私のうつは、確実に進行していった。二月上旬に精神科の会議を行った。その席上で、ついに私は六人の医師たちに思いのたけを言った。

「私は普通の状態ではない。私の精神状態は六〇年の中で今一番悪いです」と。すると川越医師が言った。「わかりました。私たちでよかったら何でも言ってください」私はほっとすることができた。そこまで私のことを考えてくれるのが何よりも有り難かった。

他部署の者も私の状態を察していたらしい。小畑はケースワーカーの一人であったが、彼女は「先生、元気がないけど調子でも悪いんですか。大事にしてください」と、声をかけてくれた。院長も気遣って「橘先生、無理をしなくていいんですよ」と言った。人にまで私の不調が見て取られていたのである。

そのような中でも調子の良い日もあった。夜、精神科関係の会合に出掛け、発言をした。話題の広汎性発達障害、アスペルガー症候群、ＡＤＨＤの勉強会で興味深いものだった。野球の練習試合にも、ポジションセンターとして極力参加した。好きなビールはいつも美味しく飲めた。ことに家に帰ってから、テレビ好きの私にとってドラマを見ながら飲むビールは最高で、家では開放感からビールの量も進んだ。

しかし概して週の後半は調子が悪くうつがひどくなっていき、二月も終わりになって、ついに同僚の精神科医による処方で抗うつ薬を飲み始めた。アモキサピン75㎎、イミプラミン75㎎、眠前にフルニトラゼパム2㎎を開始した。眠りが良くなり数日後には「朝のすがすがしさを感じた。でも気分はほわほわ」と手帳に書かれてある。その日はゴルフの練習をした。私はゴルフが何よりも好きで、ラウンドをしなくても練習をするだけで満足する方だった。二〇〇球を打ち込んだ。翌日は都の依頼により精神鑑定の業務を行なった。しかし翌々日は、また具合が悪くなった。やはり週末だった。この日の患者の受け入れは川越君が私の代わりにやってくれた。

三月になり、地区の病院部会が料亭で行われ出席した。ビールが美味しい。各病院の主だった医師たちとも交流ができた。医師会長が言った。「私も前期高齢者になりました」私はこの名称が嫌いであった。ことに「後期高齢者」という名称は、いかにも将来のないジ・エンドのような響きがある。後期という言葉が適切でないのだ。法改正をしてでも名称を変えてもらいたいものであると思う。

しかしまたダウンした。三月五日は寝起きの気分が最低だった。

「顔色が悪いわよ。ゆうべは眠れたの？」

「少ししか眠れていない。それよりも体中が重くて、大儀なんだ。」

家内の助言があってこの日は病欠をした。このようにその頃は状態に浮沈があり、良い日もあれば、動くのも嫌な日があった。うつの時は、空が晴れているのを好まず、逆に曇り空だと落ち着いた。朝調子が悪い時は一日中うつ状態が続いた。このような時に、コンサートでシベリウスの無調性の音楽を家内と聴きに行った。不安定な、現代音楽を思わせる不協和音に満ちた曲で、途端に具合が悪くなった。悪い刺激があるとなんとも言えない程、気持ちが重くなる。だが誘ってくれた森山先生との歓談はとても楽しかった。音楽療法というのがあり、うつの時は短調の暗めの曲、例えばモーツァルトの交響曲第四〇番が良いとされる。シベリウスの曲は逆効果で私の心をざわつかせた。三月二八日には私が主宰する「セント・オンドリャーゴルフ部」のコンペがあってケースワーカーの安部君が優勝をした。三〇日には「気分は普通、でも本物ではない」の記載がある。

四月に入り、少し良い日が続くようになった。二〇日は外来が忙しかった。しかし薬を飲むことはなかった。だがこれがミスの始まりである。調子が悪いままであることを会議で吐露した。全ての委員が私を気遣ってくれているのを、雰囲気的に肌に感じることができた。

五月、六月は割合良い状態だった。家内もゴルフをやるので、一緒にラウンドをしたり、病院の野球の試合があれば参加した。五月六日は高校の時の同年生小森君のホールインワンを祝うゴルフ大会が催されて、家内も参加した。小森君の懐の深さに感激した。

*

ここで私のプロフィールに少し触れてみたい。

私は一人っ子として育った。前述したとおり父は中学校の教師、母は美容師兼主婦だった。私は自らの意志で医者になったのではない。幼いころからそうなるものと、両親に決められており、そのように教育された。しかし小さい頃から音楽に興味を感じていた。メロディを聴くと、それをすぐに音階に直せる技を持っていた。特急列車の車内案内の「ミドラソー」というチャイムの音を覚えていて、何ヵ月かたって再び列車に乗った時に、先ず頭の中でそのメロディを再現し、実際のチャイムの音が同じ高さであることを確かめた。テレビのコマーシャルメロディも同様であった。すなわち絶対音感があったのである。

私はピアノを習いたくて、小学校五年から六年まで一週一回学校の音楽の先生に就いた。しかし、親はピアノはおろかオルガンさえも買ってくれなかった。いくら欲しがっても頑として受け入れてはくれなかった。家では音の出ない紙の鍵盤を叩くしかなかったのである。練習などにはならなかった。

一方、両親は共に裕福な家庭に育った。従って家には当時には珍しいようなありとあらゆる贅沢品があった。父は大学時代にギター部に所属していたので、当時日本一の名匠とされる大野氏の名入りのギターを二器も持っていた。蓄音機もありレコードもうず高くなるほどあった。にもかかわらず、私にはピアノを与えず、楽しみだったレッスンは小学校卒業と同時に止めさせられた。両親は私の才能にまったく目を向けることがなく、才能に封印をしたのだった。私が本当になりたかったのは、指揮者兼作曲家であった。

私の長女は声楽家志望であったが、東京藝大付属高校に声楽科がなかったのでピアノ科で受験したらあっさり合格した。ピアノ科を首席で卒業し、年一回の藝高定期演奏会でベートーヴェン作曲「ピアノ協奏曲第一番」のソロを弾いた。やがて藝大の声楽科に入学した。音楽家になったのである。これは長女が私のＤＮＡを証明してくれたものと私は考えている。

父は七六歳で亡くなっていた。

私は精神科医になっても、音楽家としての確かなものが欲しかった。そこで音楽研究をした。マーラーが交響曲第一番「巨人」を創ることによって、統合失調症の発病を免れたこと（註一）、シューマンが末期においては統合失調症の病態にあったこと（註二）を、論文にして学会に発表した。

また二〇〇一年一二月に宇宿允人氏指揮の東京芸術劇場で行われたベートーヴェン「第九」に際し、日頃から氏と交流があったので、私的に曲の解釈について氏に送った原稿が、そのままプログラムの楽曲解説に掲載された。ライナーズノートと言われるその欄は、本来私のような素人でなく音楽家や音楽評論家が執筆するものである。

北熊谷准看護学校という専門学校から、校歌を依頼されたことがあり、私が作詞作曲をした。「私はつばさ」という題のその曲は、所謂校歌らしいものではなく、どちらかというと現代の若者向けの曲であったために、校歌としてではなくて学生歌として採用されたが、現在でも入学式や卒業式の際に、歌い継がれているという。

これらの業績により、私は自分が音楽家の端くれに位置する者として、恥ずかしくないという実感を得たのである。

このような業績を重ねて、私は両親を見返してやることになった。かつて母に論文を見せたが、不機嫌そうに表紙を見ただけで内容は一瞥もしなかった。

＊

一方家内は、私のこれらの生活歴や価値観をよく理解してくれた。家内ももともと音楽好きでもあるので私と一緒にクラシックコンサートに行くのである。

私がうつ病になったことは、服薬を始めた時に自分で説明した。

「とっくにわかっていたわよ、きっとそうだと思っていた。私が付き添うから第三者機関にかかってみない？　そうした方がいいと思うの」

家内は私自身がうつと気付く前から察知していたのだと思う。しかし彼女は一体どう私に接してよいものか、戸惑っているようであった。普段は饒舌で明るい気丈な女性であったが、めっきり口数が減った。しかしそれが私にとっては、一番楽な状況であった。日常会話も気が滅入るばかりだったのである。毎日ため息ばかりをついている私の傍らで、彼女は実に辛い思いをしたことであろう。今思えば素人の家内の方が客観的に見ることができていたのかもしれない。

七月四日の日記の記載に「死にたい」の文字がある。うつ状態は一層顕著になっていった。八階のマンションベランダの柵に足をかけたこともある。さすがにそれはすぐに思いとどまった。しかし同時期に、ＡＲＢアンジオテンシンⅡ受容体拮抗薬・ブロプレス、ＡＣＥアンジオテンシン変換酵素阻害薬・レニベース、Ｃａ拮抗薬・アダラートなどノートに降圧剤の記載もある。勉強はしていたようである。しかし精神科医のくせによせばよいのに結局悪あがきばかりをしていたのである。一週間ひどいうつ状態が続いた。家内にも「調子悪いでしょ」と言われた。この頃は週替わりにうつを繰り返していた。家内の目からは私が死んだ魚のような目で無表情、動作は幽霊のようだったと聞いた。八月に入ると、一睡もできず仕事を休むことが多くなった。うつになると、もともと高所恐怖症であったがテレビで高所の場面があると目をそらす、自分が落ちてしまうように感じるからである。サスペンスドラマが好きだったが見たくない。一人でいると背後が気になる。家内がいないと落ち着かない。まるで小心者になってしまった。ノイローゼの症状である。現実感・実感がなく離人症状があった。

又異常に寒がりになった。立ちくらみしやすく、湯にのぼせやすくなった。自律神経の働きが悪くなったからである。昔、実験動物を殺処分にしたことが、今になってやたらに悔やまれてならなかった。

ある日、「レイ」という愛称の昔なじみの女性が、病院を尋ねてきた。彼女は私が大学にいたころに授業をした看護学校の教え子であり、精神科森田療法室にボランティアとして来ていた女子学生の一人であった。今でも透けるように美しかった。肩にそっと手を置いた。池には子鴨が親鴨と群れをなして泳いでいた。和やかな光景だった。

「どうしてここがわかったの？」

「ネットで調べたの。今はネットで何でもわかるのよ」

「君はちっとも変わらないな」

「先生だって変わっていないわ」

辛い中での、一服の清涼剤、ほっと一息できた一時だった。また会いたいと思った。

二一日から二三日の神戸で行われた日本精神神経学会には出席している。前から予定を立てていたものだからである。有馬温泉に泊まった。しかし今振り返ってみると、学会と有馬温泉のことがよく思い出せないのである。日記にも書かれている。「この頃から記憶が飛ぶようになった。」

二五日には都島病院に精神鑑定に行くところを、間違えて普通に出勤してしまって、あわてて都島に向かった。すなわち判断力・記憶力が低下していたのである。それでもゴルフの誘いには乗った。三〇日は高校の同級生のゴルフコンペが予定されていた。甲府であり遠方であるので、私はいつものように石和温泉に前泊をした。当日朝起きたら雨が降っていて、途端に気が重くなった。すると幹事より電話があった。「雨だから今日は中止にするよ」急に肩の荷が下りた気がした。元気なころの私だったら、多少の雨が降ってもゴルフ場がクローズ宣言をしない限りやったものであり、中止など考えられなかった。しかしその日の私はゴルフを免れたことが喜びであった。自分の情けなさに驚いた。六月六日「池ぽちゃ従弟会」のゴルフコンペがあり一三、一四日にテニスの合宿が岡部で行われ、家内と参加する。二三日にはオンドリャーゴルフ部の例会があり二人で参加した。良かったり悪かったりの日が続いていた。八月一日にはテニス部の暑気払いが立川であり参加した。

この頃は週一回は欠勤するようになっていた。八月五日は一睡もできず翌六日は欠席した。見かねたのか院長に「纏めて休んでみませんか」と言われた。私のことを見ていてくれたのかと感謝の念を禁じ得なかった。院長はとっても私には良くしてくれた。私を副院長に抜擢したのも院長だった。私は東野病院には精神科医長として入職した。その後副医務部長に昇進し、医務部長をとび超えて副院長になったのである。

一週間の休息を得ても、私の調子は戻らなかった。そこで一〇月一日より二週間の休養をすることになった。その間に私は薬を様々に替えてもらった。ひどい場合は、ある薬を服用した翌日に一日中眠ったままになることもあった。次々に試行錯誤を重ね、それによってちょうど良い眠りを得られる眠剤をみつけることができた。二週間の休養により幾分憂うつ気分が軽くなった。東京精神科病院協会の例会に出席した。

東京精神科病院協会例会とは協会に所属する病院のトップが参集して会議をし、終了後に懇親会をするもので出席率が高く数十人が参加した。他分野の組織でも行われるのと同じ形態である。また日本精神科病院協会六〇周年式典に出たり、ゴルフも一回やりテニスも一回やった。今思えば、そんなことをするべきではなくもっと自重すればよかったと思う。茨城へのゴルフの誘いがあったがさすがにそれは断った。

一一月、一二月と小康状態が続いた。色々な所属の忘年会が述べ五回あったがすべてに出席した。喉元過ぎれば熱さを忘れるというのもあったが、それぞれ義理があることもあり、毎年と同じように忙しい年末だった。しかし思わぬ事態が発生した。

一二月二四日のクリスマスイヴにしゃぶしゃぶ料理屋で、家内と食事をした。食事が終えた時に、済まなそうに家内がある書類を差し出した。それは離婚届だった。彼女は言った。

「あなたを見ていると、私までが具合が悪くなって。もう一緒にいられない、ごめんなさい」

私は離婚届を受け取るしかなかった。私が書類を受け取ると、彼女はすぐに席を立って店を出て行った。私には止めることができなかった。それ程までに彼女に負担をかけていたのだ。思えばこの一年というもの、私は自分のことしか考えています、夫婦といっても本当に身勝手なものだった。

私の出勤中に部屋から荷物を運び出してよいこととし、早々にしなければと思って私は、離婚届を書いて彼女に郵送した。この時も、落ち着いた正常な判断を見失っていたのである。

独りの生活は、味気ないものだった。今までやったことのない掃除洗濯などの家事を、やらなければならなかった。食事はほとんど毎日、外食をした。しかし何故か、気楽になったような気もした。例年行っていた「第九」は一人で行くことになった。秋山和慶氏指揮の第九は独特の解釈があり、私は好んでいた。終演後、一年間の様々な出来事、苦しかったことが思い出されて涙が出た。大晦日の紅白歌合戦を見て蛍の光を聞きながらもやはり涙が出た。

＊

ここでうつ病をおさらいしてみよう。うつ病は抑うつ気分、意欲制止、思考抑制を三徴とする疾患である。気分障害とか感情障害という場合もある。三タイプに分かれる。うつのみのもの（単相性うつ病、狭義のうつ病）、躁のみのもの、躁・うつが両相性交代性に出現するものがある。ここではうつ病のみ説明する。

発症年齢は思春期以後で、各年代による大きな差はない。発病率は〇・五％とするものや九％とするものがある。即ち軽症うつ病をどのような程度に扱うかによって起きる差だと思われるが、いずれにしても有病率が高いと考えられる。性差は女性の方が多いという説が多いが、これは男性が頑張り、女性は我慢できないからかもしれない。事実、精神科を受診する患者には女性のうつ病が多い。うつ病の男性が来たときは、治療に時間がかかることを覚悟しなければならない。

原因としては脳内アミンことにセロトニンとノルアドレナリンの低下が考えられる。薬理学的に抗うつ薬がシナップスにおいて、セロトニンとノルアドレナリンの再吸収を阻害することが確かめられている。ただし、生きている人間の脳で測定することができないので、あくまで仮説の域を越えることができないでいる。しかし私はこの仮説は正しいと思う。同じような方法で統合失調症やアルツハイマー型認知症の検索もなされている。

症状として次のものがあげられる。

一、感情

ゆううつ気分、悲哀感、喪失感、イライラ感が挙げられるが、さらに進むと感情すらも平坦になってしまう。この状態では涙も出なくなる。従って精神科医は、泣く患者は短期決戦ができると思うのである。泣かない患者には、覚悟を要すると考える。

二、思考

必ず現れるのは思考力の低下、判断力・集中力の低下、記憶力の低下である。いつも簡単にやれたものができない。つまらぬミスをする。もっと重症になると微小妄想にとらわれる。自分がつまらない存在である、何もできはしない、生きるに値しない存在であると考える。また自分がひどい病気になってしまったと考える心気妄想や、内臓が亡くなったなど（コタール症候群）が現れる。これら全ては抑うつ気分に起因しているものである。罪業妄想が現れる時もある。

三、意志

意志、意欲の障害である。自発性が低下し活動できない。精神運動制止を生ずる。これは歯車に例えれば、油が切れて動きが鈍くなってしまうか止まってしまうものである。動作が緩慢で言葉数が少なくなり、極端になった状態を抑うつ性昏迷という。こうなると会話すらできない。

四、身体症状

これには次のいくつかの状態に陥る。

睡眠障害。寝つきが悪い、中途覚醒すなわち夜間の間に何回も目覚めてしまう熟眠障害が現れる。短時間睡眠と早朝覚醒がある。覚めている間は自分が至らなかったこと、過去にしてしまったミスなどばかりを考える。

六、自律神経失調症状
疲労感、全身の倦怠感、頭重感、胃部不快感、卒倒恐怖、便秘、立ちくらみなどの自律神経失調症状が現れる。
七、食欲低下
食欲がなくなり、短時日の間に体重が減少する。
八、性欲減退
必発する。うつ病そのものでもそうであるが、抗うつ薬でも性欲は減退する。エロい本を見ても、性欲が現れない。
九、日内変動
概して朝が悪い。午前中一杯エンジンがかからない。午後から夜には軽快する。
一〇、希死念慮
多くに出現する。回復期にあって行動力が現れた時に既遂する場合が多い。
以上に述べたこれらの症状が幾つか該当すればうつ病である。私の場合にはすべてを満たしていた。知・情・意の全てが低下したのである。

昨今、新型うつ病なる病人が増えてきている。例えば「会社に行くと異常に疲れるんです、気分が落ち込んで仕事ができないんです。夜よく眠れませんし。この会社が自分に合っていないのかも知りません。毎日憂うつなんです。」うつ病と診断し、それを本人に伝えると「良かった、じゃあ三ヵ月の休暇ですね。旅行にでも行けば良くなるんですよね。」などとほざく人種がいるが、これはうつ病ではない。こういう者にこそ、本来うつ病には禁忌である叱咤激励が必要なのである。新型うつ病は、うつ病ではない。強いて言っても神経症である。

◆うつ病の治療

薬物療法が有効である。三環系抗うつ薬、SSRI（選択的セロトニン再吸収阻害薬）、SNRI（選択的セロトニン・ノルアドレナリン再吸収阻害薬）が用いられる。叱咤激励は禁忌である。それは怠けではなく、本人が必死で頑張ってきた結果であって、決してルーズにした訳ではない。少し良くなったと本人を激励したり、安易に慰めたりしない方が良い。むしろ放っておいた方がいい。本人が話しかけたら相手をしてやればよい。

軽症の場合は外来で治療ができるが、重症の場合は入院を要する。入院すると現実の厳しい世界からの隔離ができる。これだけでも患者はほっとするのである。薬物を的確に投与ができるし、生活が規則的になる。何よりも自殺を防止できる。ただし一〇〇％ではない。人間は紐一本あれば自殺できるからである。

◆予後

必ず治癒する。一般的には三ヵ月と言われ事実そういう患者が多いが、まれには何年も遷延することがある。或いは再発を繰り返す場合もある。

私の場合うつ症状はどうだったたであろうか。

一、感情

ひどい憂うつ感があった。悲しいのではなく、平坦化して感情がなくなってしまったようになった。少し良い日は感情の動きが感じられた。かといって喜びの感情はない。上から体全体を押しつぶされる感じと、胸苦しさがあった。明るいところ、快晴の日が嫌だった。そういう日はカーテンを閉めた。胸苦しさや、体全体が鉛のように感じられた。何もできない、ひたすら横になっていた。音に対しては逆に神経質になって、静かなのが良かった。人間はいらいらすると体をじっとしておけないものだが、動くことができなかった。

二、思考

思考力の低下、判断力・集中力の低下、記憶力の低下が著しかった。何か読んでも理解すらできないし頭に残らない。私の場合は生きるに値しない人間だとは思わなかった。ただ、物体みたいな自分がいるという感じしかない。

後述するが、私の場合は中核症状である憂うつ気分が最初の四ヵ月くらい強かったがそれ以後は、この思考力の低下が著しかった。憂うつ気分が少し薄くなり、背景化したのだった。これは感情障害を主とするものでなく、そのほかの症状が前面に出たので、その仮面を被った仮面うつ病と化したものと考えられる。これにより、仕事でしばしばミスをしたり、ちょこちょこと車をこすったりしたものである。
三、意志
やる気が出ない。興味を持っていた物事にも関心がなくなる。何も手がつかない。私の場合は抑うつ性昏迷まではならなかった。
四、身体症状
疲労倦怠感があった。何もしなくても、疲れていて横になってしまう。睡眠障害があり、入眠が悪い。入眠しても夜中に起きてしまう。私の場合には緩やかに目覚めるのでなく、はっとして瞬間的に目覚めることが多かった。そのために睡眠剤を要求する。叶わなければ横になって暗い空間を見つめているだけである。
五、自律神経失調症状
疲労倦怠感が強く、しかし頭重感はなかった。頑固な便秘があった。これは薬のためもあるかもしれない。口渇があるためか、スポーツドリンクばかりを飲んでいた。目のかすみと目やにに悩ませられた。

六、食欲低下
食欲は意外にあった。それだけが入院中のたった一つの楽しみだった。したがって体重減少はなくむしろ体重が一キロ増えた。
七、性欲減退
これは明らかだった。性欲どころかエロ本さえ見る気にならない。週刊誌を買っても、袋とじにも興味がなかった。ただこれは、うつ病自体でもおきるが、抗うつ薬の副作用としてもおきる。遅漏になる人もいるという。
八、日内変動
確かに午前中は芳しくない。不眠なのに午前中は横になっていたかった。夜はテレビを見る気にはなった。日内変動の研究論文はないが、私の場合は明るい昼間を嫌って暗くなるので落ち着くような気がした。
一〇、希死念慮
確かにあった。危ないところだった。理性が何とか私を救ってくれたのかと思う。

このように私の症状はほとんど全てを満たすものだった。

*

新しい年を迎えた。勤務は通常通り始めた。一月に私が主宰するテニス部の新年会があった。「たちばなテニス部」といい、部員は複数の病院関係者一五名からなり、医師、看護師、薬剤師、福祉ケースワーカー、事務員などがいた。毎週一回夜テニスをし、新年会と暑気払いの年二回親睦会をするのが常であった。その夜は女性の部員も参加し八名であった。いつもなら私にとって最も楽しい会のはずである。家内も一緒に参加している会だったが、今回は私一人での参加だった。手帳には「とても辛い新年会だった」と書かれている。

私たちは犬と猫を飼っていた。猫は一歳雄のアビシニアンで、犬は一歳雄のキャバリアで名前をちゃりといい、柔和でなつっこく頭が良くチャーミング、顔だちは品があった。私は出勤するので家内が毎日必ず一時間散歩をして、夜は家内と一緒に猫とベットで寝ていた。休日は私も一緒に散歩した。犬もいなくなった空虚感に耐えられず彼女にメールをして、ちゃりちゃんを出張させてくれるよう頼んだ。三〇日に帰宅したら暗闇の中から彼が出てきた。一時間も愛撫をしたり遊んだ。私は嬉しさに泣いていた。彼は甘えるように頭を押し付けてきた。本当に愛おしい犬である。離したくないが、ずっと家内を待っているかのように玄関にいるちゃりを、連れて帰ってくれるように家内にメールをした。翌日帰ったらちゃりはいなかった。

二月一九日に家内から離婚届を提出したと連絡があった。昼間に時々掃除に来てくれている痕跡があった。いまさらしょうがないことだが、私には彼女が必要だった。彼女なしには私の生活は成り立たなかったのである。私は戻ってくれとのメールを送った。以後何回も送った。

二八日に二橋病院で大掛かりなトリアージ訓練があった。地区の数病院が合同で実施したものである。トリアージというのは災害の際、救助する患者の優先順位を判定することである。私も勿論参加した。半日かかって大規模な訓練であったが、しかし私には全く記憶がない。三月二四日には京王プラザで東京精神科病院協会の総会があり、翌日には立川で製薬会社主催の勉強会があった。しかしそれらも覚えていない。記録は残っているが、記憶が残っていないのである。

＊

このような半人前の状態がなおも続く。この間に車をこするなど小さな事故を二回起こしている。八月七日に淋しさを紛らわすためと本当に犬が大好きなために、ちゃりと同じ種類の雄のキャバリアを購入した。名前をチャッピーと名付けた。落ち着いたちゃりとは違いこの子はやんちゃで暴れん坊だが可愛い顔をしていた。生き物を飼うのはとても世話がかかる。犬の世話が唯一私を支えることになった。

一〇月一二日から三日間、七年に一度の御柱祭があり郷里の実家の小さな社にも御柱を立てるために、休みをとって諏訪に帰省した。知人や親戚の者が集まって楽しい日であった。翌日あるホテルで母と昼食を摂った。母は言った。

「進一、お前は私の子なのだから、もっとしっかりしなさい。もっと頑張らなくちゃだめでしょう」

確かに母は、郡市連合の婦人会長をしたり、母校の同窓会長をしたり、市長とも懇意にしていて市会議員の友人がいたりと、社交的、精力的で力を持っていた。私がうつ病だと言っているのが情けなかったのであろう。

家に帰ってから私は母の前で泣いた。母の前で涙を流すのは初めてであった。

「頑張ったんだよ。だから今があるんだ」

「そう。それはわかっているよ。でもここが頑張りどころでしょう」

うつ病に叱咤激励が禁句であることを母親は知らなかった。しかし今更にも、激励がまったく逆効果であることを、私は身を以って経験したのである。まさに私の場合、うつ病は頑張った果てに訪れた結果である。怠けたからなったのではない。

母は眼科にかかっていた。私は主治医に病状を聞きがてら、挨拶に行った。母は満足そうにしていた。また母は骨髄異形成症候群で南信総合病院血液内科にかかっていた。翌日、血液内科の主治医に面会した。この面会ついては日記に書かれていたものだが、このことが後記するように実に意外な現象に至るのである。家に戻ったら座敷の隅に一台のコンピューターが置かれているのに気づいた。「これはどうしたの？」と母に尋ねると「あなたが送ってきたものでしょう」と答えた。私は愕然とした。確かに私が使っていたパソコンである。しかし私には荷造りしたりそれを送ったという記憶がなかったのである。

一六日に、「池ぽちゃ従弟会」ゴルフがあった。これは橘家を軸として従兄弟、又従兄弟、その妻、その子供たちなどがゴルフを楽しむもので、年二回コンペをしていた。同級会ゴルフと同じように楽しいものであったが、しかし私は初めて今回は不参加をした。さすがにそれ以後の病院外部の会合や研究会などは欠席した。チャッピーの世話だけはした。パピーフード、パピーサプリ、ミルク、ブドウ糖を与えた。フィラリア予防薬の内服や蚤ダニ予防の外用、各種予防接種をさせた。彼は、おしっこは「おしっこシート」にするようになった。手当たり次第にものを噛む。かわいくて仕方がなかった。

この年の忘年会は一つだけ参加した。しかし四〇年来欠かさず聴きに行っていた

「第九」は、とうとう行かなかった。好きだったパソコンもすっかりやらなくなっていた。

　二〇一一年新年は一人と一匹で迎えた。六日夜に、久方ぶりに持病の狭心症発作の軽いのがあったが、薬ですぐ抑まった。一五日にテニス部の新年会があり、それなりに楽しめた。二三日にチャッピーが去勢手術を受けて女王様カラー（傷を舐めるのを防止するために首の回りに覆いをするもの）をして痛々しかった。私は相変わらず外部の会合には出ずに、院内の仕事だけをしていた。

　三月一日に妙なことが起こった。自宅でひと眠りして時計を見たら四時を指していて外はいくらか暗くなり始めたところだった。チャッピーに夕方の散歩をさせようと一緒に外に出た。しかし歩いているうちに外界は次第に明るくなってきて、一時間ばかり散歩をした頃にはすっかり明るくなっていた。家についてテレビを見て愕然とした。早朝番組が流れていたのだ。私には時間の感覚が無くなってしまったのである。夕方四時と思ったのは実は早朝の四時であったのだ。うつ病は脳の生物学的な病気である。従ってこのように体内時計の狂いを生じたものと考えられる。この頃の日記の字は元々の私の字と違って、ミミズが這ったような弱々しい字になっていた。明らかに元気な頃の字とは違う字だった。筆圧が加わらず手に力が入らないのである。

その頃の状態は、憂うつ気分は以前よりむしろ減っていた。しかし精神力の低下、ことに判断力・思考力の低下が著名で、併せて記憶力の低下が著しかった。その場その場では何とか適正な判断をしていたようだが、例えば昨日の午後に何があったのか、どう過ごしていたのかの記憶が無くなっているのである。憂うつ気分が背景化した「仮面うつ病」といってもよい病態であった。疲れきっていて、元気が全くなかった。うつ病とは「生命感情の喪失」という説がある。まさにその通りだと思った。それでも二五日の東京精神科病院協会の総会には出席した。二八日の東京精神科診療所協会の総会にも出席した。思えばよく行事をこなしていたものである。六月八日にはメトロポリタンオペラの来日公演「ラ・ボエーム」に行っている。貧しいお針子の主人公が、親しい仲間の中で患って死んでいく、相変わらず悲しいオペラである。車の運転は大型免許を持っているくらいなので、本来事故知らずだった。にもかかわらず二二日には車をガードレールに接触させ、運転席のドアを取り換えることになった。反射神経までもが衰えていた。

＊

二四日に来るべきものが来た。調子が悪いことはもはや周囲の知るところとなっていったが、どのような様子か総師長が診察室に見に来た。その目の前で、患者を診察しているときに眠り込んでしまったのである。師長は言った。「橘先生、もう入院した方がいいですよ。」　私は自身が勤める東野病院の特別室に入院することになった。ビールもたばこも止めなければならなかった。食事は思ったより美味しかった。職員の手配により、チャッピーは動物病院に預けられることになった。看護師は顔見知りで優しいし、事細かに気を配ってくれる。そのまま入院していたかったが、特別室を占領するわけにはいかない。三〇日に埼玉県の指田病院に転入院した。

指田病院は、全開放病棟で新しくこじんまりとした環境にある。個室に入院した。

主治医の小池副院長は四〇歳前後の優しく温厚な人だった。「橘先生、どうぞお気楽に過ごしてください」といわれ、安心する。私の患者も入院するときには、同じ気持ちになるのかと考えた。もしそうならよいと思った。私の療養生活は病棟の散歩、売店でスポーツドリンクと週刊誌の購入、それ以外院外に出ることはなかった。病棟内でも少々の散歩程度と食堂で食事をする以外、ほとんど自室で過ごした。本も、好きだった漫画本も読んだ記憶はない。いや、読まなかったと思う。冬眠と同じ状態であった。超肥満した患者が食事制限をしているのが印象的だった。色々な人が苦しんでいると改めて思った。

一ヵ月余り入院していたのだが、小池医師による週二回の診察の他には、まるで記憶が飛んでいるのである。診察もおぼろげながらの記憶しかない。薬が効き過ぎて遺尿（夜尿）をした。しかし職員は何一つ文句も言わずベッドを処理してくれた。入院したことを離婚した家内に既に連絡していたが、紙パンツが要るし誰の面会があるという当てもないので、面会に来てくれるよう懇願のメールをした。二〇日に家内が面会に来てくれた。部屋の入口窓で彼女の顔を見たときは天女のように思えた。

「どうなの?」

「うん、良い方に向かっているようだ。もう退院したい」

「まだ駄目よ、だって一月も経っていないじゃないの。我慢しなさい」

家内は三〇分ほどで帰っていった。

二〇日に家内に電話した。復縁を頼む内容で一生懸命に説得をした。藁をもすがる思いだった。彼女は私の思いを聞いてすぐに「うん、わかった」と言ってくれた。心から感謝、感謝であった。彼女自身は元気を取り戻しているようだった。

二八日に退院することを決めた。小池先生も反対はしなかった。それに甘えてしまったのである。母に電話をすると「まだ早すぎるよ。先生がいいとおっしゃるまで入院していなさい」と言ったが、私は早く退院したいため二八日と決めた。しかし今にして思えば、家内や母の言うことに従っておけばよかったと思う。やはりある程度重症のうつ病は、教科書通り三ヵ月間の入院が必要なのである。私も単なる我儘な一患者になっていたに過ぎない。私が精神科医であるばかりに主治医も強く言えなかったのだと思う。

退院早々チャッピーを引き取りに行った。二回り成長していた。私もチャッピーもじゃれ合って喜んだ。この週は欠勤することにした。三〇日に長毛になっていたチャッピーをトリミングに出した。

八月一日に出勤した。しかしまるで仕事が手に着かない。どっしりと落ち着いていられず、思考が前に進んでいかない。休んでいた間の事務的な処理だけをして早々に帰宅し、一〇日後再び休養に入る。院長は、病み上がりだから一ヵ月間は休んだ方が良いと言う。結局一〇月一杯までの診断書を提出して休養した。九月二日に指出病院の外来を受診する。待ち望んでいた家内が一〇月中旬に家に入ってくれた。

もはや元の病院には戻れない。職員や患者さんたちの目もある。その結果一〇月九日を以って東野病院を退職した。

＊

次の就職先を探しに入った。もう東京はやめようと思った。しかし郷里長野の方には精神科の病院は極めて少ない。そんな時に母の友人である一級建築士の木下氏が信濃神経科病院の理事長を紹介してくれた。こじんまりした全開放病棟の休息型の病院で、病み上がりで勤めるには適当ではないかと私は自分勝手に思った。一〇月一杯は休んで、一一月より喜んで信濃神経科病院に勤めることにした。この間一〇月二五日に長野の、実家ではなくアパートに引っ越した。実家は畳だけの部屋ばかりで、腰の悪い私には住むことができなかったのである。母は私が大学入学以来四七年もの間諏訪を離れていたので、同居でなくても十分に満足してくれた。

引っ越しの翌日には東京で小さな学会があった。かなり急な日程であったが参加した。月末には家具や沢山の電気製品を買い求めたりと、忙しく過ごしていった。

一一月一〇日初出勤した。私の心はそれなりに活き活きしていた。その週のうちに病院中に貯まっていた脳波を全部読んだ。脳波の判読は私の専門であったからである。ちょうど良いデモンストレーションになった。指田病院に通院することができなくなったので、近くの北山医院にかかることにし一二日に初診した。以後この北山医院に通院することになる。ゆっくりとした気の長そうな先生で、私は嬉しかった。

「信濃神経科病院の桜井先生はお元気ですか？」

「はい、元気に毎日診察しています」

「池の鯉は増えましたか？」

「沢山います。庭の木々が紅葉を始めました。柿もなっています」

そんなのんびりした会話が快く私を癒してくれ、主治医の人柄を表わしていた。

職場の方は一ヵ月間はこれといって特に問題なく過ごせた。婚姻届けを市役所に提出した。

一二月初旬、私は初診の患者を診ているときに眠ってしまったのである。なぜ眠ってしまったのか、やはり精神力が不足していたのである。それを怒った患者家族は市役所に苦情を訴えたという。後から理事長に言われて呆然とした。しかし確かに身に覚えのあることでこれが既に最初の失態であった。一四日に忘年会が行われる。こうして二〇一一年が過ぎていった。

二〇一二年の新年はすがすがしい気分で迎えることができた。一月三〇日、母がかかっている南信総合病院血液内科部長の主治医を尋ねた。四〇代のベテランの風格をした頼り甲斐のありそうな医師だった。私は自己紹介をして「初めまして」と言い名刺を差し出した。主治医は言った。「先生には一昨年の秋にお会いしています。名刺もその時に頂いております」私はまたもや愕然とした。私は初対面と思い込んでいたのだった。一回目の挨拶のことを忘れている。慌てた私は自分自身が当時うつ病に罹っていたこと、従って初回のお会いした記憶が全くないこと、今回が初対面だと思っていたことを話した。医師は何事もなかったように私を傷つけることなく、母の病について事細かに説明をしてくれたのである。私はこの先生ならば母のことを任せられると思った。母にもそのことを伝えた。母はとっても喜んでいた。信頼できる医師であることと、私が口をきいたことの両方を喜んでいたのである。

二月一日には上京して前に住んでいたマンションの売却をした。上旬には実家の立て直しを始めることが決まった。母と一緒に住むためである。設計は、木下氏にお願いすることに母も私たちも合意した。木下氏との折衝が始まったのである。その頃には、病院は四月から現院長に代わり私が次期院長になることが決まっていた。

そして四月から院長になり、職員に所信を述べた。二つの「わ」を大切にすること。一つのわは「和」であり、職員同士のまた患者さんや関係者との和を意味する。もう一つのわは「輪」であり、職員、学生をも含めたつながりの輪を大切にすることを強調した。一五日には、高校の時の同級生のゴルフコンペがあり私は参加した。ワングリーンの丘陵コースでグリーンが速く、おまけに昇りのホールが滅茶苦茶きつかった。しかし同級生とはいいものである。オーケーが簡単に出るしお互いにラインを読み合いもする。

「もうそのパットはオーケーだ。昇りだしな」

カップまで六〇センチもある。

「それはここを狙え。フックラインだ。お触り程度にしな」

「OBか。罰金だ」

「池に入ったボールは拾わないと損するぞ。俺が拾ってやる」

などなど和やかで楽しいゴルフである。パートナーのドライバーを使ってみた。案外調子が良い。そのドライバーを買おうと思ったりした。

私たち夫婦は、田舎でゴルフ場の会員権を手に入れようと考え、あちこちのゴルフ場の視察プレーを始めた。この地のゴルフ場全八コースをほぼ毎週、二カ月で廻るというタイトなプレーだった。その結果、リゾート気分が味わえて比較的フラットでグリーンが良く、家から近くてクラブハウスがデラックスな「蓼科湖カントリークラブ」を選んだ。この時ほど長野に帰って楽しかったことはない。この間にも札幌で行われた精神神経学会にやはり家内と行った。もっとも学会は私が行くのみで、家内は観光に行った。夜はすすき野で、毛ガニなど海の幸を心行くまで味わったし、サッポロビールも美味しかった。母へのお土産に生キャラメルを買った。

六月一一日には病院の理事会があり、各理事の方々と顔を合わせた。あるカントリークラブの理事長をやっている人物や税理士など、それぞれ名士の方々だった。私がゴルフをやるというと、理事は「うちのゴルフ場の会員になりなさい」と言った。一八日に防災訓練があり、終了後私は講評をした。「出火した時刻から全員が中庭に避難するまで、七分でした。良い結果です。」二三日には医師会の総会があって、夜懇親会が行われた。何年振りかで馴染みの先生方と顔を合わせることができた。中年のコンパニオンが言った。

「先生は何科ですか？」

「精神科だよ」

「あらー、私先生に診てもらわなくちゃいけないわ。お客さんが言った一言ですぐ落ち込んじゃうの」

「いつでもどうぞ。でも頭が悪いのは治らないよ」

「まあ、また落ち込んだわ」

三〇日には高校の同窓会が、翌七月一日に同級会のコンペがあった。いつ会っても同窓会とは楽しいものである。友人が話しかけてきた。

「お前、煙草やめたのか?」

「いや、まだ吸ってる。ただ人前では吸わない」

「俺もだ。家内には内緒で吸っている」

「そうか。俺は内緒じゃないけれど家の外でしか吸えない」

五日に蓼科湖カントリークラブの副支配人の面接があって家内と受けた。

「どうしてここをお選びになったんですか?」

「あちこちのゴルフ場を回ったんです。その結果、コースのレイアウトが良くて芝が奇麗だし、二七ホールズでハウスもデラックスだし、なんといっても家から近いからです。」

こうして私たちは晴れて会員になった。

月末には「諏訪よいてこ祭り」というのがあり、町が踊り一色に包まれ、さまざまのチームが参加した。踊りの部の優勝は南信総合病院附属の看護学校学生チームだった。

*

この頃が私の最も調子が良い時期だった。仕事も遊びも、何をやってもうまくいくし、何をやっても楽しかった。かつてそうだったように、自信家であることを取り戻した時期であった。北山医院の主治医と相談して、抗うつ薬を一時中断してみることになった。私も自分の患者にはそのようなペースで断薬をしていく。最後の日には、有名な大社せんべいを持って挨拶をした。これでも断薬を慎重にやったつもりだったが家内は元々減薬に猛反対をしていた。以後の通院は市内の同級生がやっている唐沢内科クリニックに通うこととして、紹介状を書いてもらった。

八月一日には三〇人ほどの病院職員を対象として「統合失調症」の題目で講義をした。症候学について一通り終わってから、病因に触れた。人間の生の脳を病理学的に検索することはできないが、薬物の作用の面から逆に病気の本態の推測がなされ得る。神経細胞には神経伝達物質、モノアミンという物質がありその動態で脳は活動する。

統合失調症では薬物は次のような働きをする。抗精神病薬はモノアミンの中のドーパミンをブロックする作用がある。従ってこの疾患はドーパミンの過剰放出に由来するものであるという、仮説が成される。同様のやり方で、うつ病はセロトニン、ノルアドレナリンの不足によって起きるという仮説がある。またアルツハイマー型認知症では、アセチルコリンの不足によって発症するというものである。これらのことを講義した。この内容は大学医学部並みのものであるが、質問は何も出なかった。

お盆の一五日は全国的にも名高い、諏訪湖上大花火大会がある。四万発の花火が打ち上げられ、およそ五〇万人の人出があるという。今回は家内の姉夫婦とその長女が来た。クライマックスの水上スターマインを見てとても感激していた。五月に予約していた高い座席料を払って本当に良かった。二二日に家の建築が着工した。なんだかいいことづくめだった。母は一人では立ち居振る舞いがおぼつかなくなったので、介護付高齢者マンションに入居した。私は家内とともに週二回のペースでゴルフのラウンドを続けた。九月一五日に地鎮祭が行われた。私は大きな声で「えい、えい」と叫んだ。しかし二〇日の手帳に「調子が悪い」との記載がある。私はちょっとうろたえたが少し様子を見ることにした。

それとは別に八月中旬頃から、私は変な症状に気付いていた。物を噛むときに左側の咀嚼が悪い、また発語障害を感じた。タ行、ナ行、ラ行など舌の先を使う音が出にくい。難病の中に「球麻痺」という症候群がある。球麻痺とは、嚥下障害（飲み込みの悪さ）、言語障害、咀嚼力の低下を主症状とする病気で、それは延髄の障害である。延髄が球のような形状からその名前がついている。多くの場合、出血や腫瘍によって発症する。従っておおよそ三ヵ月から六ヵ月で呼吸麻痺により死に至るものである。私は自分が球麻痺になったのかと非常に心配した。九月二二日、二三日に病院旅行が行われ岐阜、愛知の旅であった。長良川の鵜飼いが幻想的だった。名古屋の熱田神宮に立ち寄った。その際に私は球麻痺でないことを神に祈った。それまでは信仰は何もしたことがなかったが、この時ばかりは心から願をかけた。

母校の恵成医科大学を受診することにした。重大な病気だから地方の病院にはかかりたくなかった。通常なら一回外来を初診し、入院予約をしなければならない。しかし私には強い味方がいた。恵成医大の理事長兼学長をしていた同級生栗山君がいたのである。彼は学生時代、秀才の中でも飛びぬけて秀才であったが、お高くとまっていず人格が豊かで、私とは実習で入学から卒業まで同じ班でとりわけ私に良くしてくれた。私はろくに授業にも出ない劣等生であったが、試験の際にはノートを貸してくれる。朝電話をすれば出席の代返さえしてくれた。また私の還暦祝いの際には列席して温かい祝辞を述べてくれたのである。その彼に電話をした。すると、諏訪から来るのは長い距離だから外来は受けなくてもよいと、直接入院できる手配をしてくれたのである。

彼の心遣いにより、一〇月九日に神経内科の個室に入院した。担当医師は女性の鈴本医師、研修医は中川医師である。初日より早速検査が始まった。心電図や肺活量が測られた。夜には栗山君が花を持って部屋を訪れた。久しぶりに会う彼は、私と違って白髪も一本もなく、凛々しい背広姿で元々そうであったが痩身であった。

「どうだい、飲み込みにくいか?」

幸いなことに私には飲み込みにくさはなかった。

「飲み込みにくさはないけれど、喋りづらいのと噛みづらいのがあるんだ」

「そうかい。球麻痺なんて言うからとっても心配したよ。二、三週間で検査は終わると思うよ」

「そうあってくれるといいんだけど」

「担当医と師長にはよく頼んでおいたからな」

医師も看護師も驚いたであろう。なにしろ最強の紹介者である。有り難い訪問であった。懐かしい思い出話に熱中し三〇分ほどして彼は退室した。

一一日に坂口教授の回診があった。若手のはつらつとした教授だった。午後に頭のMRIを受けた。夜にやはり神経内科教授で同級生の緒方君が来た。学生時代に居酒屋通いをしたことが思い出された。太っちょの彼は今も相変わらずの肥満体であった。

毎日各種の検査が続いた。一四日の日曜日に坂口教授が診察に訪れた。日曜日なので彼はジーンズに白衣を着ていた。なにか微笑ましい感じがしたが、休日に回診に来てくれたことに少々感動をした。許可が下りてその夜近くのホテルに外泊をし、ビールを三缶飲み煙草を吸った。煙が動脈を伝わって脚に回ってくるのを感じた。家内に「ビールがうめえ、煙草もうめえ」とメールをしたら、「囚人みたいね」という返事があった。

検査が続けられ、耳鼻科、歯科などの検査もあった。鈴本医師と中川医師のコンビはほとんど毎日午前と午後に診察に来た。夜や休日に来ることもあった。当直か学会の準備か、私は自分の若い頃を思い出した。私は鈴本医師に聞いた。

「ビールを飲んではだめですか？」

「橘先生？　ここは病院ですから院内でそれだけはいけません」当たり前である。

彼らは学会で診察に来られないときは、前日に必ずその旨を言ってきた。一八日に緒方君が一九日に栗山君が来た。腰椎から髄液を採取され、消化管のファイバースコープが行われた。一番きつかったのは神経伝導速度を測る検査だった。電極が置かれ、二つの電極の間に電流が流される。痛みと痙攣を伴うものだった。その苦痛に耐えかねて男のくせに悲鳴とも唸り声ともいえる声が出てしまったのである。

三週間の入院であらゆる検査の結果が出て、鈴本医師と中川医師が説明に来た。それは危惧していた球麻痺でも脳梗塞でもパーキンソン病でもなく「左三叉神経第三肢の運動肢不全麻痺」ということであった。恐れていた球麻痺ではなかっただけでもなんと喜ばしい結果であろうか。一番軽い末梢神経の障害という病名がついたのだ。残念ながら有効な治療はないとのことだったが、私は嬉しかった。直ぐに熱田大明神に、感謝の祈りを捧げた。以来、今日に至っても私は熱田神宮の方向に向かって、毎朝晩、祈りを捧げることになる。

二五日の午前に退院となった。症状は改善しないものの、大病でなくて済んだ。私の心は満足で一杯になった。

二九日には出勤した。予めその都度、勤務先の病院にはメールで報告をしていたが自分の口から改めて報告をした。

*

家の建築は私の容態に関係なく進んでいた。一一月一〇日には上棟祭が行われた。勤務は通常通り行い、唐沢クリニックにも通院した。三〇日には上京してホテルに泊まり、翌日は精神保健指定医の講習会に出た。そのままホテルに泊まり、一二月三日には再び恵成医大病院消化器内科に入院した。今回の入院は前回入院時の検査で大腸に複数のポリープが発見され、その摘除のためにであった。

下剤を一瓶飲んだ。二日目にファイバースコープによるポリープ切除術が行われた。果たして六個のポリープのうちの一個が癌だった。私はまた助けられたのである。またほっとして熱田大明神に感謝の祈りを捧げた。栗山君がまた見舞いに来てくれて、六日には退院した。

再び勤務に就いた。診療と各種会議、外部の会合にと忙しかった。忘年会も行われて楽しかった。母のところには週二回の割で面会に行った。二二日にサントリーホールで行われた東京フィルハーモニーの「第九」に行った。久方ぶりに家内と二人で聴いた第九だった。大植英次氏の指揮は全四楽章が続けて演奏され、第四楽章が始まるとソリストが一人ずつ静かに登場し、コーラスも一人ずつ静かに壇上に上がるというユニークなものだった。演奏は私が思い描く中で最も理想的な深淵かつ雄大な第九になっていた。並の指揮者ではない。久方ぶりの感激を味わえる大演奏だった。ベートーヴェンは「第九の第四楽章」の中に非常な努力をもって求道的に自身の強い意志と完全欲を体現し、かくあるべき理想郷、すなわち現世で得られなかった「至高あるいは至福」という到達点を見出して自身の昇華を果たし、併せて人類への貴重なメッセージを残したのである。それゆえ、親しみやすさとともに演歌好きの日本人には、今もなお多くの人に受け入れられ、共感と大いなる感動を与え続けるのである。

今年も色々あったがこれで一年が終わると思った。

＊

二〇一三年の元旦は母のマンションで祝った。母はビール一杯と日本酒を小さいコップで三杯飲み、美味しいと言って喜んだ。

四日に母が転倒したという連絡があった。私は急いでマンションに駆け付けた。母は木下氏に電話をしているところだった。耳が遠いので私が来たことに気付かないようで私たちの悪口を言っているようだった。私に気付いて電話を切った。

「何を話していたの？」

「もう建築費を出さないってことだよ」

「何故そんなことを言ったんだ？」

「言うに決まってるじゃないの」

「本当に費用を出してくれないのか？」

「面会に来ることが少ないし、転んでもすぐ来てくれないんだからもう建築費は出さないよ」

母には気が強いところと意地の悪いところがあった。建築費は三分の二を私が払い、母が三分の一を負担してくれることになっていた。私の支払い分はほとんど預金を使い果たしてのものであったので、母が負担してくれなければ本当に困るのである。

「我儘もいい加減にしてくれよ。だいたい父親にだって私は嫌悪感を持っていたんだ。亡くなってもうこれくらい経てば父親への感情が変わるかもしれないと思っていたが、全然変わっていないんだよ。それはお母さんに対しても同じだ。建築費くらい出してくれよ」

事実私は両親に対して、ことに父親に憎悪に似た感情を持ち続けていたのである。私はそれだけ言って家に帰った。しかし心が収まらなかった。怒りではなく人袈裟に言うと、背中に水を浴びせられたような感じがした。本当にそう思ったのである。今にして思えばそんなに驚くことではなかった。母に頭を下げてもう一度頼んでもいいし、それが駄目だったら銀行から金を借りればよい、或いはローンを組むことだってできる。落ち着いて考えれば何でもないことだったが、その時に私には心の余裕がなく最悪の状況を考えてしまったのである。その夜はまったく平常心ではいられなかった。そして再び一気にうつ状態に陥ったのである。

後になって考えると、私のうつ病は完治していなかったのであろう。慎重に抗うつ薬の中止をしたつもりだったが、それがやはり早過ぎたのである。それ故にちょっとしたことでうつ病を再発したと考えられる。

しかしこの時は客観的に考えられなかった。ただただうろたえるばかりだった。私は母に手紙を書いた。

「私はまたうつ病になった。再び死の淵を歩くことになった。うつ病がどんなに恐ろしいものか、あなたは知っているのか。私はまたうつ病と闘うことになったのだ。あの時の恐ろしい経験を味わっている。そのようにしたあなたとは縁を切る」

すぐに携帯に電話がかかってきた。私は電話に出なかった。家電にもかかってきた。

「進一、お願いだから電話に出てちょうだい」

しかし無視した。私は当分会うつもりはなかった。私は再発してしまった自分の病を治すのに必死であった。母の顔を見るのもおぞましく感じた。実際四ヵ月間会わなかった。この間、私と母の間を取り持ってくれたのは家内だった。彼女は母への面会を続けていた。

唐沢内科クリニックで、抗うつ薬を出してもらうことにした。唐沢君は私の指示する通りの薬を処方してくれた。しかし一旦陥ってしまったうつは簡単には治まらなかった。パロキセチンCRを追加してもらった。一九日にテニス部の新年会が行われ上京し、それには家内とともに出席した。「猿の恩返し」という妙な名前の居酒屋で、それなりに楽しかった。ある男子部員が言った。

「橘先生、私痩せようと思うんです。この体じゃ運動もできなくて。」

「どうやって痩せるの?」

「小口先生のところに通ってマジンドール（痩せ薬）をもらおうと思っているんです。」小口医師が答える。

「駄目だよ。あんな薬、簡単に出すわけにはいかないよ」

「そんなことを言わないでください。もう体を動かすだけで大変な感じなんです」

「自費診療にするよ。初診料は二万円だ。そんなことをするより、食生活を控えなさい。それと軽い運動だ」

「わかりました」

色々な悩みがあるものである。別の部員が言った。

「息子が看護学校を受かりました。明後日には恵成医大分院の看護学校を受けます」

「そう。受かるといいね」

「合格したら、先生口をきいてくれますか？」

「いいよ。任せておきなさい。ところで皆テニスはやっているの？」

肥満した部員が答えた。

「このところやっていません。橘先生がいなくなってから、みんな活気が無くなってしまって。やはり先生の存在が大きいんです」

「そんなことを言わずにどんどんやらなくちゃ。だから太るんだ。ところで君は幾つになった？」

「もう四六です」

「まだ結婚しないの？」

「縁というか出会いがなくて。肥満しているのもいけないんです。イメージトレーニングはしているんですが」

「ゴルフはしているの?」

「金がないからしていません」

「どこに勤めているの?」

「デイサーヴィスです」

「じゃあ体を使うだろう」

「使いますが、腰とか腕とか局所的に使うので、全身の運動というわけにはいきません」

努力をしなければ良い体を維持できないものである。

二六日に家内経由で、母からの謝りの手紙が来た。チラシの裏を使ったみすぼらしい用紙で私も心が動揺したが、まだ会う気になれなかった。二月一日に建築が完了して引き渡しがあった。小振りながらよく整った家になっていた。一三日の夜は「一睡もせず」という記載がある。一五日に新居に引っ越しをした。一六日に「うつ病の認知療法」という題の研究会が松本であり、期待して参加するが特に得られるものは無かった。引っ越しの後のあわただしさが続いた。

三月一日に宮司に祈祷をしていただいた。家の窓に旧宅の欄間の一部がはめ込まれていた。それは、昭和七年製作の「日本美術院審査員武井直也氏」による彫刻であり、現代建築にもよく調和していた。五日に預けてあった仏壇を運んできて置いた。金箔が施され立派な物である。一二日に「少し良い感じがした」との記載がある。一九日に四ヵ月ぶりに母に会う。母は非常に喜んだ。

四月、五月はなんとなく経過した。母が車椅子で三回新居を見に来てしきりに感心していった。五月二三日から二五日まで福岡で精神神経学会があり参加した。家内は相変わらず市内観光にいそしみ、美味い料理屋を調べていた。私はヤフオクドームだけを見た。博多の牛もつ煮はコラーゲンたっぷりでとても美味かった。

六月二九日の午後に松本で長野精神科病院協会の総会があり、懇親会で南信総合病院の丸岡医師、湖北病院の山崎医師に会う。二人に信州大学の大野教授、鳥居准教授を紹介していただいた。翌日には高校の同窓会があった。翌々日にはコンペに参加している。七月二五日に墓の掃除をした。汗びっしょりになり身の丈程になった草を刈る。炎天下の中での半日の作業は慣れない者にとっては拷問に近いものがあった。夜に母を訪問した。労働者みたいな恰好をしてどうしたんだと言われ、墓の掃除をしてきたことを告げると、よくできたねなどと言われる。八月一日には新国立劇場で二期会のオッフェンバッハ作「ホフマン物語」があり上京した。ジュリエッタにかなりの期待を寄せたが、演出と衣装にやや不満を感じた。お盆には例年のようになった家内の姉夫婦と姪が来て、花火大会に行ったが開始間もなくゲリラ豪雨により中断となった。五〇万人の観客は皆ずぶ濡れとなったが、帰路につく頃にはぱったり雨が上がった。大会史上初の中断だったらしい。一七日に狭心症発作があった。どうも疲れていたようだ。二四日にテニス部の暑気払いに上京する。九月一五日に同級生コンペがあった。しかしこの頃からカルテに書く字がまたミミズのようになってきた。一〇月二六日の記載に「夜やたらに悲哀感」とある。一一月一九日から二一日に広島に行き家内の友人と三人で宮島などを旅行した。この時は楽しかった。三〇日には諏訪交響楽団の定期演奏会に行く。一二月一四日には岡谷で新日本フィルハーモニー交響楽団のベートーヴェン「英雄」の演奏会があった。一七日は消化器内科の再診のために上京する。一八日に病院の忘年会があり、翌日は東京フィルハーモニーの「第九」がありまた上京した。こうしてあわただしくこの一年は終わった。

＊

新年はまた母のマンションから始まった。もう母は歩けない状態になっていた。八日に岡谷でニューイヤーコンサートがありシュトラウスのワルツやポルカなどを聴き、今年は良い一年になるかと思われた。一八日にテニス部の新年会があった。しかし母の様態が段々思わしくなくなって、二八日に南信総合病院の血液内科に入院した。最初大部屋に入ったが、一人で歩こうとするため危険があって個室に移った。母の状態とともに私の抑うつ気分も増してきた。母はもう輸血はしなくていいと言ったが、私はそんなことを言ってはいけないと説得した。痛み止めの麻薬オピオイドがセットされていた。日に日に衰弱しているのがわかった。

二月一六日に病院に行った時にはもう既に母の意識はなかった。時々無呼吸が現れる。声をかけても目を開けなかった。もう今夜が峠だと思った。一七日の朝、病院から急変したとの連絡があった。母は不規則な呼吸しかしていなかった。午後〇時二五分、母は息を引き取った。九一年の生涯だった。苦もあり楽もあったに違いない。しかし、一人の女として充実した中身の濃い人生であったと思われる。

通夜、葬儀は通例通り慌ただしく行われた。葬儀には現職の衆議院議員である江藤氏も列席して哀悼の弁をいただいた。私の喪主のご挨拶はユーモアを交えて、従弟たちからは感激したとお褒めの言葉をもらった。

そのような最中、一八日に家内の母親が肺癌で恵成医大の分院に入院をした。三月二一日に行った時には家族がみんな集まって、義母の意識ははっきりしていた。私の母の時と同じように麻薬がセットされていた。翌日、義母は亡くなった。八二歳であった。

*

その頃の私の手帳の字は、ミミズを通り越してもはや自分にしか読めないような字になっていたのである。筆圧がかけられないのである。しかしそれまでのように月一回の割でコンサートには上京した。六月二日に私は事故を起こした。病院の駐車場でバックで接触をしたのだ。しかし私は木にでもぶっつけたのかと安易に思って確認をせず、自室に戻って仮眠していた。施設部長に呼び出されて初めて他の車に当たったのを知った。もはや状況判断ができなくなっていたのである。この件を通院していた唐沢医師に話した。唐沢君は、抗うつ薬が決して少量ではないことから、もうこれ以上は自分のところでは処方できないとして、日頃からよく依頼している精神科の原クリニックを紹介すると申し出た。私は一九日に原先生を初診した。七〇代中ほどの優しくてベテランのいかにも包容力のある精神科医だった。他の通院している患者さんに会ってはいけないとの配慮から、エキストラの時間をわざわざ割いて初診してくれた。しかし私はそれは必要ないと考えて次からは既定の診療時間内に行くことにした。

そのような状態にあっても二六日から二八日の横浜で開かれた精神神経学会には参加した。二九日には岡谷の屋外で行われたアリア・コンサートにも行った。病院の各種会議にも出席した。八月三日には小林研一郎氏指揮のコンサートに行った。合唱曲があり小林氏は指揮をしながら張りのあるバリトンで歌も歌った。この頃の記載が乏しいので自分が何をしていたのか思い出せない。ただゴルフはぱったり止めている。九月七日にはオーチャードホールで仲道郁代さんのチャイコフスキー「ピアノ協奏曲第一番」を聴いた。チャーミングな容姿で小柄な彼女からあのような華麗で壮大な音楽が作られるのかと驚いた。しかも桐朋学園大学の教授を務めているとのことだった。一〇日からプールに行き始めた。一〇月二日に恵成医大消化器内科を受診する。一一日に高校の同窓会があったが初めて欠席した。一一月一五日には長野で開かれた県精神科病院協会の臨時総会には、自分で車を運転して行っている。二〇日にはオーチャードホールのボリショイバレーの「白鳥の湖」に行った。伝統のあるバレー団の美しい舞台だった。二四日にはサントリーホールのバイエルン放送交響楽団のマリス・ヤンソンス指揮「新世界」にも行った。

一二月四日に松本の研究会に参加した。一七日には病院忘年会、二〇日には医師会の忘年会に行っている。二五日は「第九」に行った。このように不調にありながら、忙しい一年を過ごしたのである。

二〇一五年は正月八日に恵成医大の内視鏡化の検診から始まった。愛宕山ホテルに泊まるのももはや常連となっていた。一四日にも愛宕山ホテルに泊まり翌日は消化器内科の再来があった。二四日にテニス部の新年会があり、楽しむことができた。二九日に新国立劇場でオペレッタ「こうもり」があり、やはり楽しむことができた。軽快な「シャンパンの歌」はいつ聴いても楽しい。二月一一日に母の一周忌を行い一二名が参加した。ビールを沢山飲み美味しい料理を堪能した。三月五日に川口にフィルハーモニアのコンサートに行った。

＊

しかし四月に入って私の判断間違いがぞろぞろと前面に出てきたのである。七日に、私が診ていた老人患者が家で転倒し、薬が強いのではないかとのクレームが入った。一四日には病棟でふらつきを起こす患者が出た。一八日には病棟で痙攣を起こして浅間総合病院に送った患者が返されてきた。しかし再び痙攣を起こして浅間総合病院に再入院することとなった。これは私の責任ではないが、連携の悪さを物語るものであった。二〇日には癌の末期患者に関する書類に、退院したら独居可能と書いてしまったのである。これは明らかに私の記載ミスである。この時の記憶をたどると、この患者は入院する前は一人暮らしをしていた。従って独居可能と書いたのであるが、それより何より第一に軽快しない癌のために退院は不可能だったのである。二一日にもミスをした。ある患者が亡くなった。死亡退院である。そのことについてカルテの記載には、軽快退院となっていた。また薬の副作用と思われるふらつきが出た患者がいて、他の医師が処方を変更していたが、それを知らずに処方を戻してしまった。さらに私の判断間違いがひどいために、別の医師が同席して患者の家族に面会したが、その事実も忘れていた。その外にも類似のミスを二、三したのである。明らかに医師としてやってはならない行為であった。

これらのミスについて、二二日に理事長と事務長同席で指摘を受けた。私は謝罪し、事実を認めないわけにはいかなかった。その結果、翌二三日より長期休暇をとることになったのである。二五日に原先生を尋ねて、二ヵ月間の診断書を書いてもらった。病院に指示されて、南信総合病院の神経内科の診察を受けることになった。CTそのほかの検査で神経内科的には異常なしであった。院長業務を果たすために二週間に一回は病院に行った。休養をしてもしも回復して出勤し、また具合が悪くなったら辞職しなければならないと言われる。五月二二日に、国民年金機構事務所を家内と一緒に訪れた。しかし後になって、やはりその記憶がないことがわかる。

日々の生活は、新聞を角から角まで読む、ゴルフの練習をする、自転車に一時間乗る、犬たちの散歩を一時間させる、パソコンに向かう、テレビを見るなどに費やしたが暇を持て余すものだった。休職を延長した。

六月一八日にはサントリーホールのＮＨＫ交響楽団の演奏会に行く。二一日には蓼科カントリーの月例杯に出る。ゴルフルールにのっとったシビアなコンペで、もう二度と出たくないと思った。二八日には同級生コンペがあった。こちらはいつも通り和やかなものであった。七月一二日にはオーチャードホールの東京フィルハーモニーの演奏会に行く。尾高忠明氏の指揮でチャイコフスキー「悲愴」であった。細部まで繊細な構成で最後をピアニシシモで表現し、余韻を残す名演であった。チャイコフスキー自身の死を暗示させるこの曲は、私の胸に深く響いた。さすがに桐朋学園出身で藝大の現役教授だと思った。

この頃から、自分でもかなりうつ状態が軽減してきたように思えた。八月四日に新しいドライバーを買った。しかし一二日は朝の気分が悪く、脳貧血が起きやすくすく立ちくらみがあり疲労感があった。一三日も朝の気分が悪かった。一四日は沈んでいるとの記載がある。一五日には普通になり脳貧血症状もなくなって花火大会に行った。このようにその後はうつ状態になっても、数日とか一週間とかエピソーディックになっていったのである。

九月五日には東京交響楽団の演奏会に行った。一一日には高校の同窓会があった。そこで松原君と再会するのである。彼は一代で大病院を創立し、オーナー理事長で院長を兼ねていた。会は盛況で楽しかった。翌日は同級生コンペがあり、参加した。

一四日に長野精神科病院協会の総会があった。その懇親会で顔なじみの院長が私に話しかけてきた。

「先生、電気ショック療法をどう思います？」

最近また脚光を浴びている治療法である。しかしながら私は脳波屋である。脳波というのはマイクロボルトの世界である。つまり脳はあらゆる部位で一〇から三〇〇マイクロボルト位の微細な電気活動を行っている。電気ショック療法は一〇〇ボルト前後の電流を流すのであるから、脳の活動電位の実に一〇万倍の電圧になる。従って、通電により脳細胞は確実に破壊される。脳神経細胞の数は、私が学生だった頃は二百億だと言われたが最近の研究では一兆を超えるという。どの程度細胞が破壊されるかわからないが、かつて電気ショック療法が日々行われた頃には、それによる呆け（認知症）や人格変化を起こす患者もいた。現在は全身麻酔のもとに無痙攣性の直流電気ショック療法が行われているが、通電することに変わりはない。従って私はこの療法には否定的であった。

「確かに希死念慮が強い患者には使うべきだと思いますが、そうでない場合は私は使いません」

これが私の答だった。

一七日に家内ともども信濃神経科病院に呼ばれた。自分では半年以上も休養をして今度こそすっかり治癒してもう仕事に支障はないと感じていたので、一〇月五日を職場復帰の目安にしていた。別に院長職でなくてもいいと考えていた。しかし理事長の口から出てきたのは私が四月におかしたミスの羅列だけだった。あんなことをした、こんなこともした、と。現在は支障はないと言っても理事長は理解してくれず、来年の三月まで在籍させるが復職させる意向はないと言った。ふと傍らの事務長の顔を見ると彼は視線を下に落とした。私はひどく失望した。社会復帰を謳い文句にしていた病院である。しかし医師というものは、人の命を預かる特別な職業である。それがミスを連発したのだから止むを得ないと思って諦めることにした。このことをクリニックに行って原医師に話した。「そんなことがあるんでしょうか」温厚な原医師も憤然として言った。この気持ちは私にも容易にわかる。我々にとって患者さんとは、いわば芸術作品のようなものである。手塩にかけて育て、治療とともに作品が仕上がっていく。その結果良い作品を世に送り出すのである。しかし私の医師人生おいて、してはならないミスを犯したのだから仕方がないことと思い納得した。不思議なことにこの重大事にあっても、もう私を再びうつ状態にすることはなかった。ことによったら、病期が過ぎ去ったのかとも考えた。

一九日にテニス部の遅い暑気払いがあった。わずか六名の参加だったが本当に楽しい酒だった。部員の一人が言った。

「先生お元気そうですね。顔色もいいし少し太られたかな」

「そうなんだよ。なにしろ暇を持て余しているからね」

別の部員が言った。

「私、最近クラシックにはまっているんです」

「どんなものを聴くの？」

「最近聴いたのはドヴォルザークの『新世界』です」

「そういう傾向の音楽が好きなんだね。じゃあ次にはチャイコフスキーの『悲愴』がいい。この曲の初演後九日で彼は亡くなっているんだ。それも、男色を友人たちに咎められて、当時コレラが流行っていたというのに、敢えて彼は生水を友人たちの目の前で飲んだ。つまり間接自殺をしたんだ。そんな心境がこの曲には克明に表れている」

「そうですか。チャイコフスキーってそんな人だったんだ。知らなかった」

「リムスキー・コルサコフの『シェラザード』も良い。アラビアンナイトで構成されている曲だよ」

「それも面白そうですね」別の部員が言った。

「ビヴァルディの『四季』もいいですね。イ・ムジチはなぜ良いんですか?」

「伝統があることと楽器が良いんだろうね」

いろいろ話は尽きなかった。

二一日には新しいパソコンが入った。ITのプロの従弟が全て設定してくれた。新しい興味の対象が増えたので、早速使ってみた。一〇月一二日にはゴルフの地区対抗戦があった。知らない人との組み合わせで戦うものだった。だが苦痛なくプレーができた。昔は一人で他人とラウンドすることは苦手だった。私のスコアは残念ながらチームに貢献することができなかったが、参加したことに意義があると考えることにした。一五日は従弟会ゴルフがあった。懇親会の席で私はゴルフについての小噺をした。

[小噺一] 先に言ってよ、キャディさん1
左右が土手に囲まれているホールに来ました。打ちやすそうなレイアウトです。第一打は左の方に行き大体いいだろうと思ったところ、キャディさんが言いました。

「土手が切れると、先が池になっていてＯＢなのよね。もう一球打ってください」それならと今度は右目を狙って打ってみたら、又もや土手方向に行きまあいいだろうと思いました。するとまたキャディさんが言いました。「右にも池があるのね。もう一球お願いします」先に言ってよキャディさんでした。

［小噺二］　先に言ってよ、キャディさん2

グリーン上で。「だいぶ下っているな。ややスライスの速いラインか。どの程度打てばいいのかな。わからないからともかく打ってみよう」と思って打ちました。途端にキャディさんが叫びました。

「そんなに打っちゃ駄目――、ああ行っちゃう、行っちゃう、行っちゃう」

後の祭りなんです。ボールはカップを避けて通り過ぎ、加速がかかってグリーンの外に出てしまいました。打ってからでは遅いんです。先に言ってよキャディさんでした。

［小噺三］　もう一つキャディ篇

グリーン上でラインを読みます。スネークラインのような難しいラインです。どこを狙って打ったらよいか迷います。キャディさんに聞きました。

「ねえ、キャディさん、どこ？」

「私、熊谷市内よ」

おいおい、キャディさん。私は帰りに貴女の家に寄っていこうって訳じゃないぞ。と思い自分でラインを決めて打ったら、はずれました。

［小噺四］　ゴルファー篇

ラウンドが終わってゆっくり風呂に入りました。上がって涼んでいると後ろから話し声が聞こえました。

「俺は七三だ」

「いいなあ、俺なんか七九だよ」

なんて凄いプレーヤーたちが話をしているのかと思い、そうっと後ろを見ました。そうしたら、体重計に載っているところでした。

果たして、この話は一堂にとても受けて腹をかかえる笑いをとった。このような面白い小噺も湧いてくるようになり、私は自分で非常に嬉しかった。

一七日には新国立劇場のワーグナー「ラインの黄金」に行った。私は良い演出だと思ったが、家内はワーグナー特有の単調な舞台に満足できなかったようである。二五日に同級会コンペがあった。振り返ってみれば結構忙しい日程をこなしていたのである。私はすっかり元通りになったと思う。憂うつではない。判断力・思考力がある。持続力・活動力もある。

二八日に松原君に手紙を書いた。非常勤でよいから何か手伝えることがないかという内容のものである。早速翌日には返事の電話があった。会って話を聞きたいという有り難い返事である。一一月九日に松原君の百合ケ原病院を尋ねた。百合ケ原病院はCTやMRIを完備してリハビリテーションのためにさながらスポーツジムのようにリハ機器が並んでいる。廊下が広く待合室はホテルのようなソファがあり充実した総合病院である。高次脳機能障害の拠点病院でもある。私は何年ぶりかで本当の病院に来た気がした。私が経験した単科の精神科病院というのは、医師は大規模な寮の管理人みたいなものである。百合ヶ原病院は精神科は標榜していなかった。私は言った。

「精神科の需要はあるだろうか?」

「ある。精神科の先生がいなくて困っていたところだ。この上精神科が加わったら病院は一層充実する」

「私は脳波が専門だから、脳波を読ませてほしい」

「有り難い。是非やってくれないか」

「来年の四月からだけれどそれでもいいかい?」

「早く来てほしいけれど、都合があるだろうから四月からでいいよ」

「週二回だけれどもそれもいいかい?」

「もっと来てほしいけれど、いいよ。できれば月、金に来てもらいたい」

「私もそれが好都合だ」

帰り際に松原君は手を差し出した。がっちりと握手をしてくれたのである。私は松原君と百合ケ原病院のためなら何でもしようと思った。外来と入院患者の診療、私の専門とする脳波の判読、ＣＴやＭＲＩの画像診断。来年の四月が楽しみだ、一日から勤務がある。さっそく原医師に報告した。「それは大変良かったですね」と言ってくれた。毎週月、金が楽しみだ。私は自分がうつ病で一年間休んでいたことは松原君にあえて言わなかった。それは不利になることを言いたくないということではなく、もううつではなく十分に勤務ができると確信していたからである。

＊

四月になった。一日が初出勤の日である。車での通勤は約一時間かかる。百合が原一帯は広大な葡萄農園に被われ葡萄酒の産地である。その中にひときわ目立つ大きな病院である。病床数は一三九と決して大きくないが各種設備が充実している。ＭＲＩも装備されている。その他介護老人施設やグループホームもある。外来棟は一階部分の全てを占めている。患者さんが大勢順番を待っている。内装が奇麗であり、フローリングもぴかぴかである。何より照明が明るいのが良い。待合室が大きくゆったりとしていてホテルかサロンにきているような錯覚をする。

新人の入社式があった。新人は三〇人ほどであった。一年にこんなに大勢の新人が入社するのである。どうりで病院全体の雰囲気が若々しいのだと思った。

最初の日は結局精神科の患者は来なかった。精神科が本当に必要なのか懸念された。しかし理事長は「そのうちに忙しくなるよ」と言って、大して気にもしていないようだった。二日目には二人の新患が来た。もうＰＲの効果が出始めたのである。また一般科の入院患者でも精神科の既往歴がある人、現に精神科の薬を飲んでいる人、精神科にかかっていなくても精神的な問題のありそうな人などのコンサルトの依頼があった。各医師が私のことを気にかけて精神科の患者を見つけてくれるのが嬉しかった。

それでも空いた時間は豊富にあった。私はその間を利用して、一週間分の脳ＣＴとＭＲＩを片っ端から読んだ。目を肥やすためである。これは、と思うＭＲＩ像を見つけると、放射線科の技師に聞きに行った。カルテを見せてもらい異常陰影が出血、梗塞、腫瘍、炎症など何であるかを照合した。大学病院にいた時には学生の講義として、脳波とCTを担当した。まだその頃はMRIはなかったのである。今までも他院に依頼したMRI像を読んだことはあったが、まとまって見たことはなかった。絶好のサンプルがここには沢山ある。

またレントゲン写真もありったけ見た。今までも自分の患者の写真を見てきたが、ここは各科の全てのレントゲン写真があり、膨大な数に及ぶ。目を肥やすには十分である。

病院に行くたびに少しずつ精神科の患者が増えてきた。皆、百合ケ原病院に精神科が新設されたのを知っていて受診したのである。宣伝の効果が着実にあると思った。今に忙しくなっててんてこ舞いになるのかなあと思われた。しかし週二回である。忙しくてもその日だけである。ちょっとしたアルバイトの感覚である。前の病院では院長として目も眩むような忙しさであった。なまじ家が近かったために夜などに当直医が着任していない時は呼び出されることが結構あった。非医師の理事長が受けてしまうのである。しかし時間外手当は出ず、また理事長から礼の言葉をもらったことすらなかった。それに比べればこの病院での忙しさをいうなど、贅沢である。勤めが無くなってしまえば、精神科医としての腕が落ちるし、何をして暮らせばよいのかわからなくなってしまうからである。しかし一般の職業では私の齢ではもうリタイアしているはずである。やはり私は恵まれていると考えた。秋山君が「医者は定年がなくていいなあ」と言っていたのを思い出した。

五月一三日に中信会館と言うホールで新人歓迎会があった。私はいつもの通りホテルに部屋をとっておいて、参加した。どうしてホテル泊かと言うと、家に帰らなくてよいので心ゆくまで酒が飲めるからである。私も新人として扱われ、会費が免除となった。全員で約一一〇名程の参加であっただろうか。主賓席に案内され、理事長と同席であの衆議院議員の江藤氏が来賓として来ていた。私はその夜は泊まるだけなので、ビールを沢山飲んだ。あまり料理は食べなかった。しかし私の記憶は会の前半だけなのである。後半はだれが挨拶したのか、どんな出し物があったのか全く記憶にない。完全にブラックアウトしているのである。いつ会がお開きになったのか、決して近くないホテルに一人でたどり着いたのかもわからない。私は不安になった。翌週の月曜日に理事長に会った。すると「先生の振り付けは新人に好評だったよ」と言う。私は愕然とした。「金魚の気持ち」という振り付けを私は余興ですることがあった。それを私はあの場でやったのか。やるとすればステージに昇ってマイクをもってやったに違いない。その前に挨拶もしているに違いない。私は懸命に聞いた。失態や失言はなかったのか。狼藉はなかったのか。どうやら、それはないという返事だった。一応は安心したが、本当のことを言ってくれているのかが不安になった。しかし挨拶をして振り付けをやったのは事実である。よくそんなことができたものである。ホテルにも一人で帰ったらしい。そうすると、私は泥酔した状態で、記憶もないままにその都度、その都度で判断をしていたことになる。朝起きたらちゃんと浴衣も着ていた。なんてこった。

しかし私は変な自信を持った。私は泥酔して記憶のない状態になっても、その時の思考力で適切に判断しているのかもしれない。過去には、ちょっと酔ったくらいで床に横になってしまう者、おこりっぽくなる者、人にビールをかける者、しらふではとても言えないことを口走る者などを見てきた。私は意識の混濁をするなかでも、適切な判断をしているのだろう。外目から見てもしらふの時と変わらないのだろう。酒飲みの言い訳かもしれないが。日々の仕事は順調で患者も着実に増えている。

＊

私のうつ病は、一見心因性のものに考えられがちであるが、もういつでも発病をしてもおかしくない、言わば燃料は既に撒かれていた状態だったのであろう。何故なら病期が長過ぎる。心因性のものであったら、心因が除かれるとともに軽快したはずである。初老期という年齢から来たものかもしれない。いずれにしても内因性うつ病であったと考えられる。そして一回治ったように思われたが実はそうではなかった。まだうつ病は完治していなかった。なのでちょっとした次の心因、即ち母の不用意な言葉でたちどころに再度悪化したのである。ＩＣＤ—10（世界保健機関）の分類では「Ｆ32・2精神病症状を伴わない重症うつ病エピソード」に当たる。このような場合、一番大事なことは初期治療である。初期に病気を徹底的に叩く。その為には十分な時間をかける。入院の一応の目安としては三ヵ月である。それでも軽快が見られない場合は、概ねうつ症状が消失するまで入院とする。退院して自宅療養の際はやりたいことから手を付ける。何もやりたくなければ、やらない。職場復帰が可能なところまで軽快したら、試み出勤をする。最初は半日勤務とする。それが遂行できるようになったらフルタイム出勤にする。大雑把に言えば以上のようなやり方が適当である。私の場合は、全てについて時期早尚だったのである。

薬を減らしたり無くすことを考えない。可能になったら、漸減とする。切るのはすっかり安定してから一年〜二年後とする。私の患者にはそのようにしてきた。したがって短期に再発した例は数少ない。自分自身の場合、なぜそのようにしなかったのか。客観性と経験が生かされなかった。自分だけが違うと思っていたのである。主治医と妻に従わなかったのはおごりのためだったのである。

私はもう抗うつ薬を中断しないでおこう。中断できる日が来るであろうが、今は一生服用し続けるつもりでいよう。今の良い状態は服薬をしていて保たれているのだ。そう考えている。

しかし今が治ったと同じ状態なのか、それを試してみたい。その結果、昨年の一一月半ばにこの原稿の執筆をしてみようと思い立った。少しでもうつ状態が残っていれば、創作活動などできるはずはない。またうつ状態の辛かった思い出など書く気にもなれないものだ。私は完全に執筆を仕上げることができた。もううつ状態はなくなったと今は考えられるようになっている。勤務はぼちぼち患者が増えているけれどまだ閑古鳥が鳴くありさまである。松原君が時々様子を見に来る。気にかけてくれるのが、有り難い。まだ薬は続けている。少しも減量してはいない。このまま二年は様子を見るつもりだ。

（本書は著者の実体験に基づいているが、個人名・団体名などの一部は架空のものである。）

［註一］　グスタフ・マーラー―「交響曲第一番ニ長調」に見る病理性：日本病跡学雑誌四二：七〇―七九、一九九二

［註二］　ロベルト・シューマンの病理性の検討―「ヴァイオリン協奏曲ニ短調」を中心に，日本病跡学雑誌四一：九―，九、一九九一

著者略歴

小松　順一（こまつ　じゅんいち）

1947年、長野県諏訪市に生まれる。東京慈恵会医科大学卒業。学会認定精神科専門医、医学博士。専門はポリグラフと脳波、癲癇学、森田療法、音楽病跡学。塩尻市、桔梗ヶ原病院勤務。

精神科医がうつ病になった

2017年10月17日　初版第1刷発行

著　者　小松順一

発行者　石澤雄司

発行所　株式会社 星和書店

〒168-0074　東京都杉並区上高井戸1-2-5

電話　03（3329）0031（営業部）／03（3329）0033（編集部）

FAX　03（5374）7186（営業部）／03（5374）7185（編集部）

http://www.seiwa-pb.co.jp

印刷・製本　中央精版印刷株式会社

 ISBN978-4-7911-0966-1

大作曲家の病跡学
ベートーヴェン, シューマン, マーラー

小松順一 著

四六判　96p　定価：本体 1,800円＋税

ルードヴィッヒ・ヴァン・ベートーヴェンの生涯は、波乱に満ちたものであった。劇的で暗雲にとり巻かれ、自殺の危機にもさらされ、穏やかな安息も許されていなかった。しかしベートーヴェンは、それらを克服しつつ音楽活動に邁進し、偉大な芸術を生み出していった。ロマン派の代表的な作曲家ロベルト・シューマンは、青年期から精神疾患に罹患しており、44 歳でライン川に投身自殺を企図し、その 2 年後に精神病院で亡くなっている。マーラーは統合失調症発病の危機を作曲することによって免れたとも言われる。本書は、楽曲を詳しく検討することによって、彼らの心の世界、苦悩、精神病理に鋭く迫る！